Herbert Pietschmann
Eris & Eirene

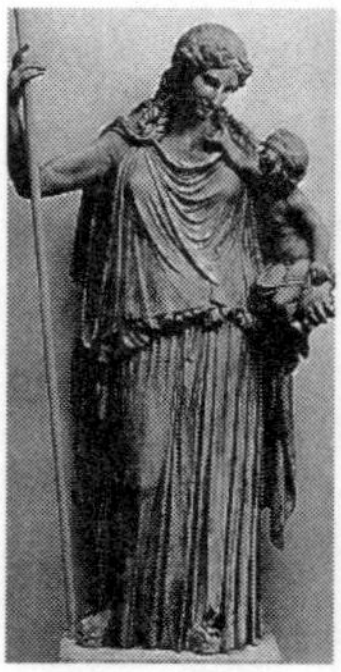

Eirene –
die Friedensgöttin
mit dem
Plutos-Knäblein
auf dem Arm.
Sie macht auf den
Zusammenhang
zwischen Frieden und
Reichtum aufmerksam.

Herbert Pietschmann

Eris & Eirene

Anleitung zum Umgang mit Widersprüchen und Konflikten

ibera verlag, wien

Die Deutsche Bibliothek – CIP-Einheitsaufnahme
Pietschmann, Herbert:
Eris & Eirene – Anleitung zum Umgang mit Widersprüchen
und Konflikten / Herbert Pietschmann. – Wien:
Ibera Verlag/European University Press GmbH., 2002
ISBN 3-85052-131-1

1. Auflage

Herstellung: Graphik & Buchdesign
Druck & Bindung: Wiener Verlag, Himberg

ISBN 3-85052-131-1

www. ibera.at

Inhalt

VORWORT

In mehreren Jahrzehnten Seminartätigkeit habe ich zunächst auf die Grenzen unseres logischen Denkrahmens aufmerksam gemacht; mehr und mehr stellte sich jedoch bei Managern und Managerinnen, bei Ärzten und Ärztinnen, bei Lehrern und Lehrerinnen, einfach bei Interessierten das Bedürfnis ein, jenseits des logischen Denkens wenigstens einige Anhaltspunkte für eine Alternative zu erkennen. Mir war schon immer bewußt, daß wir uns nicht an den Fernen Osten – so interessant er ist – wenden müssen, weil wir mit Platon und der Dialektik des Sokrates in unserer eigenen Tradition eine Denkform anderer Art besitzen, die jedoch wegen der Erfolge des logisch-naturwissenschaftlichen Denkens in den Hintergrund getreten, ja eigentlich verdrängt worden ist.

„Dialektik“ und „dialektisches Denken“ sind für manche durch häufigen Mißbrauch zu Reizwörtern geworden, deren Verwendung bis zum Abbruch des Gespräches führen kann. Ich habe diese Abwehrhaltung sogar bei professionellen Philosophen erlebt! Ein Grund dafür mag in den unterschiedlichen Inhalten liegen, die mit den Begriffen verbunden werden. Bei Gesprächen über abstrakte Probleme kann dies wirklich zu ernsten Verständnisschwierigkeiten führen.

Als Physiker interessiert mich immer zuerst die Praxis und Anwendung, und ich habe daher ein Schema entwickelt, das dialektisches Denken erleichtern und möglichst anschaulich darstellen soll, soweit dies überhaupt möglich ist. Dieses H-Schema und die HX-Verwirrung hat Teilnehmern zahlreicher Seminare geholfen, mit Problemen umzugehen, bei denen das logische Denken seine Kraft verliert. Konflikte und Widersprüche können nicht immer als Störung und Fehler betrachtet werden, manchmal sind sie notwendig zur Weiterentwicklung und Entfaltung einer Gemeinschaft. Dann ist dialektisches Denken gefordert, um ein neues Ziel überhaupt anstreben zu können.

Als ich mein H-Schema zuerst veröffentlicht habe[1], hat mich Herbert Scholpp[2] auf eine ähnliche Darstellung aufmerksam gemacht, auf das „Werte-Quadrat" des Paul Helwig[3]. Von Friedemann Schulz von Thun wurde dieses Werte-Quadrat als Hilfe bei der Persönlichkeitsentwicklung verwendet.[4] Wo sich diese Anwendungen mit meiner dialektischen Methode überschneiden, stimme ich mit ihnen völlig überein. Meine auf Sokrates beruhende H-Methode findet ihre Bedeutung aber auch in anderen Bereichen, immer dann, wenn Widersprüche zum Verständnis einer Situation notwendig und daher nicht eliminierbar sind.

Im ersten Teil des Buches habe ich die Methode am Beispiel „Auseinandersetzung und Toleranz" entwickelt. Eris, Göttin des Streites, Schwester des Kriegsgottes Ares, und Eirene, Göttin des Friedens, Tochter des Zeus, verkörpern bei unseren Ahnen die beiden Seiten des dialektischen Prozesses. Meine Leserinnen und Leser sind gebeten, diesen Teil wie einen Roman von Anfang bis Ende durchzulesen, ohne etwas auszulassen.

Der zweite Teil ist ganz anderer Art. Ich betrachte ihn wie eine „Vorratskammer" für Konflikte und Widersprüche, die je nach Bedarf entnommen und studiert werden sollen. Wer den ersten Teil gelesen hat, wird mit jedem einzelnen Kapitel des zweiten Teiles zurechtkommen, auch ohne die anderen gelesen zu haben.

---

1 Herbert Pietschmann: Aufbruch in neue Wirklichkeiten. Weitbrecht Verlag, Stuttgart (1997) S.25ff

2 Ich danke Herbert Scholpp für diesen Hinweis und eine freundschaftliche Zusammenarbeit seither.

3 Paul Helwig: Das Wertequadrat. Psyche, eine Zeitschrift für Tiefenpsychologie und Menschenkunde in Forschung und Praxis. 2. Jahrgang, 1. Heft (1948) S.121-127

4 Friedemann Schulz von Thun: Miteinander reden 2 – Stile, Werte und Persönlichkeitsentwicklung – Differentielle Psychologie der Kommunikation. Rowohlt Verlag, Hamburg (1989)

Wenn ich mich doch auf ein anderes Kapitel berufen habe, ist dies im Text immer deutlich angegeben.

Am Ende des Buches habe ich in zwei Kapiteln zu zeigen versucht, wie dialektisches Denken ganz fundamentale Aspekte menschlichen Lebens und Zusammenlebens befruchten kann. Ich habe dabei meine persönlichen Antworten dargestellt, meine Leserinnen und Leser sind aufgefordert, ihre eigenen daran zu schärfen oder ihnen entgegenzustellen.

Nun wünsche ich Ihnen, liebe Leserin, lieber Leser, viel Freude und womöglich auch Gewinn beim Lesen des ersten Teils und bei der Auswahl aus dem zweiten Teil dieses Buches.

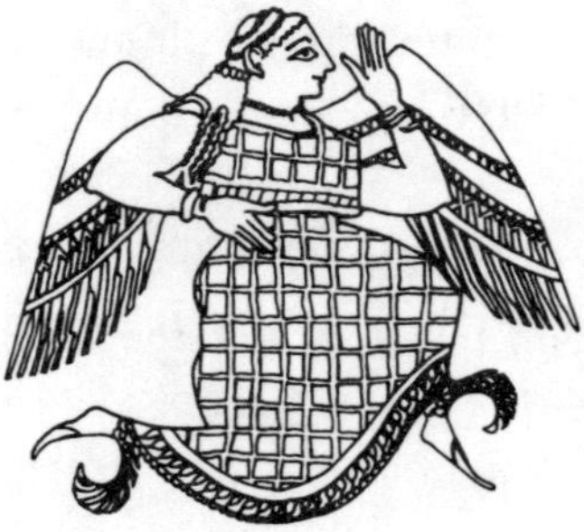

Eris –
griechische Göttin des
Kampfes und der
Zwietracht, Tochter der Nyx
und Schwester von Ker,
Thanatos, Hypnos,
Momos und Nemesis.

ERSTER TEIL

DAS H-MODELL UND DIE HX-VERWIRRUNG

„... ein Mensch mit seinem Widerspruch"

Der Wiener Mundart-Dichter Johann Nestroy[5] (auf seine Weise ein großer Philosoph) beneidete Heinrich Faust, weil dieser sagen konnte: „Zwei Seelen wohnen, ach, in meiner Brust!". Er – Nestroy – hätte wesentlich mehr in sich gefunden!

Geht es uns nicht selbst manchmal so ähnlich? Darum sagte Angelus Silesius: „Ich bin kein ausgeklügelt Buch, ich bin ein Mensch mit seinem Widerspruch." Wenn uns solche inneren Widersprüche zu viel werden, wenn wir sie nicht mehr aushalten können, dann verlegen wir doch gerne einige davon nach außen; irgend ein anderer Mensch muß dafür herhalten. Wir sehen dann in ihm (oder ihr) eine Seite des Widerspruches und können sie bekämpfen, ohne uns selbst damit treffen zu müssen. „Konflikte" nennen wir die Widersprüche, die wir zwischen uns und andere verlegt haben.

Ich leugne freilich nicht, daß Menschen auch von sich aus gegensätzlich sein können; wir brauchen dann keinen inneren Widerspruch nach außen zu verlegen, der Konflikt taucht gewissermaßen mit dem oder der anderen auf und kann bestenfalls für einige Zeit verdrängt oder übersehen werden. Manchmal bemerken wir einen Widerspruch zu anderen erst nach geraumer Zeit friedlichen Zusammenlebens. Dann sind wir meist versucht, den Zustand der Harmonie weiterleben zu lassen, den auftauchenden Konflikt zunächst zu verdrängen. Aber

---

5 Johann Nepomuk Nestroy (1801-1862) schrieb mehr als 80 Theaterstücke.

beliebig lange läßt sich das nicht durchhalten; früher oder später müssen wir uns der neuen Situation stellen, den Widerspruch anerkennen.

Freilich gibt es auch Menschen, die sich in konfliktreicher Umgebung wohler fühlen als im Zustand der Harmonie, den sie dann eher als „Friedhofsruhe“ betrachten, als Mangel an Lebendigkeit und Freude. Es liegt mir ferne, unterschiedliche Lebensformen zu werten, aber anerkennen wollen wir alle Unterschiede, denn dies ist der notwendige erste Schritt, wenn wir Verdrängung und Verleugnung von Konflikten und Widersprüchen überwinden wollen!

Warum wollen wir das überhaupt? Ist es nicht viel schöner, ohne Konflikte und Widersprüche in Harmonie zu leben? Oder kommt dies doch – wie eben gesagt – einer falschen „Friedhofsruhe“ nahe? Wenn dem so sein sollte, warum ist diese „Friedhofsruhe“ falsch? Sind wir hier schon einem ersten Widerspruch begegnet, den wir nicht so einfach loswerden können, daß nämlich weder der Zustand völliger, konfliktfreier Harmonie noch der Zustand beständigen Streites auf Dauer befriedigen können und früher oder später Sehnsucht nach dem jeweils anderen Extrem aufkommen muß?

Ganz sicher sind nicht alle Konflikte von dieser Art. Bei manchen entgegengesetzten Meinungen ist schlicht eine richtig und die andere falsch. Als Beispiel wird dabei oft die Mathematik zitiert; wenn jemand behauptet, zwei mal zwei sei fünf, und mit jemandem streiten will, der für vier plädiert, dann ist dies bestenfalls ein Irrtum, schlimmstenfalls ganz dumm oder gar bösartig verlogen. Freilich sind nicht alle derartigen Fehler so einfach zu erkennen! Und einen Fehler zu erkennen, bedeutet noch nicht, ihn auch zuzugeben.

Ein besonders dramatisches Beispiel dafür ist der Absturz eines Verkehrsflugzeuges im Winter 1982 in Washington. Der „National Airport“ liegt am Potomac Fluß nahe dem Stadtzentrum. Die Maschine der Air Florida stürzte bald nach dem verunglückten Start in den eisigen Fluß, und die Fernsehbilder von ertrinkenden Überlebenden gingen damals um die Welt.

Was war geschehen? Im winterlichen Wetter waren nicht nur die Flügel der Maschine vereist, sondern auch ein Sensor, der die Geschwindigkeit der Maschine bestimmen sollte.[6] Dadurch war die Anzeige in der Pilotenkanzel höher als die tatsächliche Geschwindigkeit, und die Maschine war nicht schnell genug, um wirklich fliegen zu können.

Der Co-Pilot (oder „Erster Offizier“) hatte den Fehler bemerkt und sagte während des Anrollens auf der Startbahn: „Ah, das ist nicht richtig!“ Aber der Kapitän widersprach und behauptete: „Doch, ist es!“ Da in der Kanzel eine strikte Hierarchie herrscht, konnte sich der Co-Pilot nicht durchsetzen. Er meinte noch: „Nein, ich glaube nicht, daß es richtig ist. Aber vielleicht doch.“ Der Kapitän: „Hundertzwanzig“, und der Co-Pilot ein letztes Mal: „Ich weiß nicht.“

Viele Menschen mußten unter schrecklichen Umständen ihr Leben lassen, weil es in diesem Konflikt zwar eindeutig eine richtige und eine falsche Seite gab, die richtige sich aber nicht durchsetzen konnte. Wenn Konflikte mit einem Machtgefälle verbunden sind, wird sich meist der Stärkere durchsetzen, ob er nun recht hat oder nicht. Es bedarf schon menschlicher Größe, zuzugeben, daß es sich in einem konkreten Fall um einen solchen Richtig-Falsch-Konflikt handelt, bei dem weder Emotionen, noch Rangordnungen Einfluß nehmen sollten.

Wir hätten nun ein weites, überaus interessantes Feld vor uns, wollten wir uns weiter in die Struktur und die möglichen Bedeutungen solcher Konflikte vertiefen; es geht dabei ja nicht nur um die Verknüpfung von „richtig“ und „mächtig“; solche Konflikte können auch an der Oberfläche ausgetragen werden, unter der

---

6 Robert L. Helmreich: Managing Human Error in Aviation. Scientific American, Mai 1997, S.40ff.

ganz andere, verdeckte Widersprüche lauern, die aufzudecken zu viel Selbsterkenntnis oder auch Mut bedeuten kann. Aber dieses Gebiet ist sehr gut aufgearbeitet, es gibt viele gute Bücher, denen wir hier nicht noch ein weiteres hinzufügen wollen. Ich empfehle gerne das Buch meines Freundes Gerhard Schwarz[7] über „Konfliktmanagement", schon weil Sprache und Gedankenwelt in vieler Hinsicht meiner hier zugrunde liegenden ähneln.

Uns geht es in diesem Buch um eine andere Art von Konflikten und Widersprüchen. Wir haben einen ersten gerade kennengelernt, es ist der Widerspruch von Toleranz und Auseinandersetzung, bei dem jede Seite umso anziehender wird, je mehr wir uns der anderen zuwenden. Es geht uns also um Konflikte, bei denen nicht einfach „richtig" und „falsch" den beiden Seiten zugeordnet werden kann, um Widersprüche also, die sich nicht so einfach als Fehler entlarven und eliminieren lassen. Es ist für unser Denken im Abendland charakteristisch, solche Widersprüche nicht anzuerkennen; wir verdrängen sie meist, oder wir versuchen gerne, ihnen trotzdem ein „richtig" und „falsch" aufzuzwingen. Sehen wir uns zunächst an, wo die Wurzeln dieser Konfliktkultur zu finden sind.

Aristoteles und die Logik des Abendlandes

Als ich im Jahre 1977 das erste Mal in Ostasien war, hatte ich ein tiefgreifendes Erlebnis; ich hatte mein eigenes, kleines Symposium (über Neutrinos und Schwache Wechselwirkungen von Elementarteilchen) in Japan veranstaltet, auch weil ich mich schon immer für das Denken anderer Kulturen interessiert habe. Ich fragte daher meine japanischen Physikerkollegen, ob wir

7 Gerhard Schwarz: Konfliktmanagement – Konflikte erkennen, analysieren, lösen. 5.Auflage. Gabler Verlag, Wiesbaden, 2001.

uns nicht an einem Abend über buddhistisches Denken unterhalten könnten. (Heute würde ich besser „ostasiatisches Denken" sagen.) Aus Höflichkeit dürfen Japaner eine solche Bitte nicht einfach ablehnen, also sagten sie: „Ja, aber wir sind dafür eigentlich nicht die Richtigen, denn wir haben uns als Physiker für das abendländische Denken entschieden!"

Die Möglichkeit, sich für eine bestimmte Art des Denkens zu *entscheiden*, war für mich völlig fremd und unglaublich! Niemals hatte ich mich für eine Denkform entschieden, es gab ja gar keine Alternativen, es gab nur entweder „vernünftig" oder „wirr" und „unentschlossen"!

Später wurde mir klar, daß dies bereits ein wichtiges Charakteristikum des Abendlandes ist; nur *eine* Denkform gilt als erfolgreich, nur wer *so* denkt und danach handelt, wird sich durchsetzen und in der beruflichen Laufbahn aufsteigen. Also wird uns dieses Denken auch nicht als Regelwerk vermittelt, sondern schon im frühen Alter „mit Zuckerbrot und Peitsche" emotional beigebracht; „wenn du dich nicht entscheiden kannst, wenn du einmal dies, einmal das willst, wenn du deine Widersprüche nicht überwindest, wird aus dir nichts werden!", so oder so ähnlich könnte die Haltung lauten, nach der wir doch alle irgendwann erzogen worden sind.

Widersprüche erzeugen Unbehagen, sie rufen nach Tätigkeit, sie müssen bearbeitet und eliminiert werden, wir können sie nicht einfach hinnehmen. Und was wir nicht eindeutig bestimmen können, was einmal so, dann wieder anders erscheint, nimmt uns Sicherheit und macht Angst. Wenn diese Emotionen in den Bereich der Ratio verlegt werden und unser Denken bestimmen, dann nennen wir dies Logik.

Die Logik des Abendlandes, die Grundregeln des „richtigen" Denkens, führen wir auf Aristoteles zurück. Ich will hier nicht der an sich spannenden Frage nachgehen, inwieweit Aristoteles nur die beste Formulierung für unser Denken gefunden hat oder ob er dieses Denken erst in die heutige Form gezwungen hat. Wichtig ist jedoch, daß das abendländische Denken (und die damit verbundenen Emotionen) aus ganz wenigen Grundprinzipien entspringt. *Eindeutigkeit* und *Widerspruchsfreiheit*, das sind schon ausreichende Forderungen abendländischer Logik.

Ein wenig genauer wollen wir diese „Axiome“ – mit Aristoteles – doch noch fassen. Drei sind es, die ausreichen. Zunächst der **Satz der Identität**, er fordert die Eindeutigkeit aller Begriffe; und zugleich schließt er aus, was mit einem Begriff *nicht* gemeint ist. Genau in diesem Punkt gibt es auch Unterschiede zum Denken anderer Kulturen; denn man könnte doch meinen, daß für jede beliebige Verständigung zwischen Menschen vorausgesetzt werden muß, daß alle Beteiligten mit den verwendeten Wörtern auch dasselbe meinen. Man könnte also schnell und leicht in den Fehler verfallen, die Axiome *unseres* Denkens als einzig mögliche und notwendige Voraussetzung *allen* menschlichen Denkens zu betrachten, insoferne dieses Denken vernünftig sein soll.

Ein Beispiel möge helfen. Wenn ich als abendländischer Mensch sage: „Ich bin katholisch“, so habe ich damit nicht nur meine Religionszugehörigkeit bekannt gegeben, ich habe damit gleichsam automatisch von *allen* übrigen Religionen, auch von denen, die ich gar nicht kenne, gesagt, daß ich ihnen *nicht* angehöre.

Wenn hingegen ein Japaner sagt: „Ich bin Buddhist“, so hat er damit *nicht* gemeint, er sei kein Shintoist, ja nicht einmal, er sei kein Christ! (Das war übrigens die zweite Lektion, die ich bei meinem Japanbesuch 1977 lernen durfte.)

Das zweite Axiom der Aristotelischen Logik ist der **Satz vom Widerspruch**. Er behauptet schlicht, von zwei einander widersprechenden Aussagen sei mindestens eine falsch. Es können auch beide falsch, niemals aber beide richtig sein. So einfach dieses Axiom auch erscheint, so weitreichend sind doch seine

Konsequenzen. Denn es sagt nicht mehr und nicht weniger, als daß *alle* Konflikte vom Richtig-Falsch-Typus sein müssen, wir müssen nur lange genug nachforschen, wer recht hat und wer nicht.

Zunächst kann es ja noch sein, daß beide Konfliktpartner falsch liegen (in unserem vereinfachten Beispiel wäre das der Fall, wenn einer behauptete, zwei mal zwei sei fünf, der andere aber für drei plädierte). Wenn jedoch der Streit richtig entbrannt ist, dann wird bald einer der beiden Partner nicht nur auf seinem Standpunkt beharren, sondern auch den des Gegners für falsch erklären (in unserem Beispiel hieße das, von „zwei mal zwei ist drei" zu „es ist auf keinen Fall fünf!" überzugehen). Nun ist aber der Richtig-Falsch-Typus hergestellt, denn jetzt hat immer einer recht.

Damit haben wir das dritte und letzte Axiom Aristotelischer Logik beschrieben, den **Satz vom ausgeschlossenen Dritten** (lateinisch: „tertium non datur"). Er verstärkt das zweite Axiom, weil er behauptet, bei einem vollständigen Widerspruch hat eine Seite recht, die andere ist falsch. Der Richtig-Falsch-Typus ist damit beschrieben und hat – in der Sicht anderer Kulturen – unserem Denken den Entweder-Oder-Stempel aufgedrückt.

Ein vollständiger Widerspruch wird – wie eben beschrieben – durch Verneinung oder Ablehnung der anderen Seite gebildet. Vom „Ich habe recht" zum „Du hast nicht recht" geht der Weg vom zweiten zum dritten Axiom. Wiederum scheint dies so einleuchtend zu sein, daß wir es leicht als notwendige Regel allen vernünftigen Denkens mißverstehen könnten. Denn wenn ich von einer Sache behaupte, sie sei entweder so oder nicht so (z.B. entweder blau oder nicht blau, entweder hart oder nicht hart, entweder ein Markenprodukt oder nicht), dann muß doch immer eine der beiden Möglichkeiten richtig sein. Eine dritte Möglichkeit ist eben ausgeschlossen, genau das behauptet das Axiom.

Denken wir jedoch zurück an unser Beispiel des Religionsbekenntnisses. Für mich als Abendländer gilt tatsächlich, daß ich entweder katholisch oder nicht katholisch bin. Ein Japaner, der sowohl Buddhist als auch Shintoist und dazu noch ein bißchen Christ sein kann, fühlt sich durch ein solches Entweder-Oder sicherlich mißverstanden. Für ihn gilt diese Logik eben nicht immer.

Aber auch im Abendland hat es viele Jahrhunderte gegeben, in denen Aristoteles völlig vergessen war. Erst die Araber haben sein Werk – auf arabisch übersetzt – bei ihrem Eindringen in Europa im 12. Jahrhundert wieder in unsere Kultur zurückgebracht. Vielleicht ist das nicht verwunderlich, wenn wir einmal versuchen, uns in den ersten, wichtigsten und größten Glaubenssatz des Christentums zu vertiefen: in die Aussage, daß durch das Leben des Jesus von Nazareth die Einheit von Gott und Mensch wirklich wurde! Bis dahin standen die Begriffe „Mensch“ und „Gott“ im Entweder-Oder-Verhältnis, christlicher Glaube zielt aber gerade auf das „ausgeschlossene Dritte“, auf die Einheit des Unvereinbaren. Darum hat der Religionsphilosoph Klaus Heinrich eines seiner Werke auch „tertium datur“ genannt[8]!

Im Jahre 675 faßte die Kirchenversammlung von Toledo diese Forderung des christlichen Glaubens in die Worte: „Wir glauben, daß im Sohne Gottes zwei Naturen sind: die göttliche und die menschliche, welche die eine Person Christo so in sich vereinte, daß nie mehr die Gottheit von der Menschheit oder die Menschheit von der Gottheit getrennt werden kann.“ Denn auch ohne formalen Rückgriff auf Aristoteles war das Entweder-Oder-Denken in unserer Kultur so sehr verwurzelt, daß in diesem Konflikt versucht wurde, entweder die eine Seite (Jesus war Mensch), oder die andere Seite (Jesus war Gott) für die richtige

8 Klaus Heinrich: Tertium datur. Eine religionsphilosophische Einführung in die Logik, Basel-Frankfurt/M, 1987

und damit die jeweils entgegengesetzte für falsch zu erklären. Doch diese Versuche wurden vernünftigerweise als Häresien verurteilt. Schon im 4. Jahrhundert belegte Papst Damasus I. beide Irrlehren mit dem Bann, „die dem Irrtum anhängen, Vater und Sohn sei ein und derselbe" und die „behaupten, der Sohn und der Heilige Geist seien Geschöpfe".

Als nun das gewaltige Gedankengebäude des Aristoteles in Europa wieder auftauchte, war zunächst guter Rat teuer! Denn zur Lehre des Christentums schien eine unüberwindbare Kluft zu bestehen, keines der beiden Weltbilder konnte aber fallen gelassen werden. Die Möglichkeit, beide einander widersprechenden Weltbilder nebeneinander stehen zu lassen, wurde zunächst ernsthaft erwogen, und zwar von angesehenen Professoren der Pariser Universität! Thomas von Aquin, auch er Professor der Theologie in Paris, ist es gelungen, zur Einen Wahrheit zurückzufinden, die beiden unvereinbaren Seiten trotzdem zusammenzufügen.

Wiederum muß ich der Versuchung entsagen, einer spannenden Frage nachzuspüren; ob und wie weit nämlich dadurch der ursprünglichen Lehre des Jesus von Nazareth Gewalt angetan wurde, weil die lebendige Schärfe des Ur-Widerspruches Gott-Mensch in eine logisch-hierarchische Ordnung gebracht worden war. Wir müssen nun aber der nicht weniger spannenden Frage nachgehen, was uns das Festhalten am aristotelisch-logischen Denken gebracht hat, damit wir verstehen können, warum die Logik noch heute so tief in uns verwurzelt ist, daß Widersprüche Unbehagen erzeugen und das Gegenteil von Eindeutigkeit nicht als Offenheit begrüßt wird, sondern Unsicherheit und Angst erzeugt.

„Es hilft auch, wenn man nicht dran glaubt“

Wer eine Flugreise antritt, wird am Flughafenschalter meist eine freundliche junge Dame oder einen freundlichen jungen Herrn antreffen, die eine Menge Fragen stellen: Ob Gepäck aufgegeben wird, ob ein Fenster- oder Gangplatz bevorzugt wird, vielleicht auch, ob Raucher- oder Nichtraucherplätze verlangt werden; niemals aber kämen sie auf die Idee, zu fragen, ob der Fluggast an die Bernoullischen Gesetze über den Auftrieb an den Tragflächen glaube oder nicht!

Uns käme eine solche Frage wahrlich verrückt vor, wir würden am Verstand der Fragenden zweifeln! Denn Flugzeuge – wie alle technischen Errungenschaften – funktionieren völlig unabhängig davon, wie wir uns innerlich dazu einstellen oder ob wir überhaupt wissen, wieso sie es tun.

Wir sollten uns aber in Erinnerung rufen, daß erst eine Erfindung des Abendlandes aus dem 17. Jahrhundert, deren Möglichkeit vorher von niemandem auf dieser Welt auch nur in Erwägung gezogen wurde, deren Verwirklichung noch bis vor kurzem außerhalb unseres Kulturkreises als unmöglich galt, den Weg dazu öffnete.

Halten wir – an unserem Beispiel des Flugzeuges – darum fest: Wenn die Besatzung in der Kanzel alle vorgeschriebenen Handlungen in der vorgezeichneten Reihenfolge richtig ausführt, dann wird sich das Flugzeug in die Lüfte heben und uns das Erlebnis des Fliegens ermöglichen, gleichgültig in welchem emotionalen Zustand sich Kapitän und Co-Pilot gerade befinden, gleichgültig woran sie gerade sonst noch denken; sie können – bis zu einem gewissen Grade – auch geistig abwesend sein, solange sie nur die richtigen Handlungen ausführen.

Wir kennen das alle selbst von irgendwelchen technischen Geräten. Es gab eine Zeit, da mußte man beim Starten des eigenen

Autos noch Daumen halten (oder – je nach Veranlagung – beten), um den Erfolg sicherzustellen. Aber wir wußten wohl genau, daß dieser Erfolg eben doch nicht wirklich davon abhängen werde, es war lediglich eine innere Beruhigung. Heute ist dies vielleicht beim Anwerfen eines komplexen Computerprogrammes eher angebracht, Autos starten meist schon ohne echte „Widerrede".

Wie ist das Unglaubliche möglich geworden? Im 17. Jahrhundert wurde zwar die Weltbeschreibung des Aristoteles abgelöst durch die Neue Wissenschaft des Galileo Galilei, die Naturwissenschaft, aber die Logik blieb nicht nur weiter Grundlage des Denkens, sie wurde sogar ergänzt durch ein viertes Axiom, den **Satz vom zureichenden Grunde**. Demnach sollten in Hinkunft im öffentlichen Weltbild nur mehr Ursache-Wirkung-Beziehungen anerkannt werden; insbesondere die „Finalität", die Ziel-Ursache, das Wollen eines Menschen oder Gottes, wurde damit ausgeschlossen. Johannes Kepler, ein Zeitgenosse Galileis, hatte als Begründung für seine Planetengesetze noch den Willen Gottes bemüht; seit Isaac Newton, dem großen Nachfolger Galileis und Keplers, gilt die Schwerkraft als Ursache für Himmelsbewegungen.

Möglich war diese Reduktion durch die Beschränkung der Neuen Wissenschaft auf die Beschreibung der Materie in Raum und Zeit. Descartes, der Dritte im Bunde (mit Kepler und Galilei), hatte die Welt aufgeteilt in das ausgedehnte Sein („res extensa", die Materie) und das denkende Sein („res cogitans", der Geist).

Wenn wir nun die obigen Beispiele betrachten, in denen wir die universelle Gültigkeit der Logik, der Richtig-Falsch-Natur aller Konflikte, in Frage gestellt haben, dann sehen wir sofort, daß sie sich nicht vernünftigerweise auf Materie reduzieren lassen. Erst durch diese Trennung und das methodische Ausklammern alles Geistigen, ja auch des Sinnes und der Bedeutung von Ereignissen, konnte die Logik ihre volle Mächtigkeit entfalten und uns erlauben, die Welt nicht nur zu beschreiben, sondern geradezu neu zu gestalten. Denn was in den nicht einmal 400 Jahren seit dem Beginn dieses Siegeszuges in unserer Welt geschehen ist, läßt sich tatsächlich nur mit Superlativen beschreiben; allerdings müssen wir dabei von der Frage der Sinnhaftigkeit absehen!

Die Logik allein (auch mit der Ergänzung durch die Kausalitäts-Forderung) genügte aber nicht; sie bedurfte eines neuen Kriteriums, um sicherzustellen, daß das Neue Weltbild nicht nur eindeutig, widerspruchsfrei und kausal begründet ist, sondern auch in der Welt, in der wir leben, zutrifft und daher allgemein verbindlich sein kann. Als solches Kriterium gilt seit Galilei das Experiment.

Das Experiment ist eine Handlung, so wie die Tat des Kolumbus am Beginn der Neuzeit eine Handlung war, mittels derer er die Frage endgültig und für alle Menschen verbindlich beantworten konnte, ob die Erde eine Kugel oder eine Scheibe sei. Das ist das Neue der Neuzeit, daß Fragen über die (materielle) Welt nicht mehr durch Denken allein, sondern aus der Verbindung von Denken und Handeln (Hypothese und Experiment) beantwortet werden.

Allerdings gilt nicht jede beliebige Handlung als Experiment! So wie die Axiome der Logik das Denken regeln wollen, so gelten drei Forderungen für Handlungen, die als Experiment anerkannt werden wollen. Sie müssen erstens reproduzierbar sein, zweitens ihre Ergebnisse in Zahlen, also quantitativ angeben und drittens sich immer auf ganz einfache, ja künstlich vereinfachte Teilaspekte der materiellen Welt beziehen. Unsere Lebenswelt muß also in Teile zerlegt, analysiert werden, um daran möglichst einfache Hypothesen prüfen zu können.

Ich habe die sechs Forderungen des Experimentes und der Logik als „Denkrahmen der Neuzeit“ bezeichnet[9]. Stellen wir sie nochmals übersichtlich zusammen:

---

[9] Herbert Pietschmann: Die Wahrheit liegt nicht in der Mitte. Weitbrecht Verlag, Stuttgart, 1990

Der Denkrahmen des Abendlandes seit dem 17. Jahrhundert	
Reproduzierbarkeit Quantifikation Analyse	*Handeln (Experiment)*
Eindeutigkeit Widerspruchsfreiheit Kausale Begründung	*Denken (Logik)*

Dieser Denkrahmen hat das „Unglaubliche" (wie wir es eingangs dieses Kapitels genannt haben) möglich gemacht, daß technische Geräte völlig unabhängig von unserer Zustimmung oder Ablehnung, von unserer emotionalen Beteiligung und unserem Glauben funktionieren, wenn nur die Kette der vorgeschriebenen Handlungen richtig ausgeführt wird. Das Ergebnis einer richtig ausgeführten Handlungskette kann genau vorausgesagt werden und tritt auch wirklich ein. Wenn das einmal nicht der Fall ist, dann kann nach einem Fehler gesucht werden, niemand wird etwa an der Gültigkeit von Naturgesetzen zweifeln wollen.

Dies ist der atemberaubende Erfolg einer Methode, die auf Logik und Experiment gegründet ist.

Wir alle sind erschüttert, wenn wir von einem Flugzeugabsturz erfahren, der viele Menschenleben gekostet hat. Wenn wir uns aber bewußt machen, wie viele große Flugzeuge weltweit jederzeit in der Luft sind, ja wie viele Starts und Landungen an einem einzigen Großflughafen stündlich klaglos durchgeführt werden, dann müssen wir uns eingestehen, daß das Flugwesen einen unglaublichen Grad an Zuverläßlichkeit erreicht hat.

Gerade das Flugwesen ist ein gutes Beispiel für den Erfolg der Methode. Nicht nur beim Bau, auch beim Fliegen unserer

Flugzeuge muß jede einzelne Handlung einer genau vorgeschriebenen Liste folgen, einer sogenannten „Checklist". Ich nenne diese Errungenschaft daher auch das „Checklist-Verhalten", möchte aber gleich anfügen, daß es nur innerhalb des obigen Denkrahmens erfolgreich sein kann! Trotzdem wird – gerade wegen des Erfolges – zu oft der Versuchung nachgegeben, auch im nicht-materiellen Bereich bei allen auftretenden Widersprüchen nach „richtig" und „falsch" zu suchen.

Doch davon später mehr! Zunächst wollen wir uns noch vergewissern, daß die Behauptungen auch zutreffen. Am deutlichsten wird dies, wenn wir über die Grenzen des alltäglichen, gewohnten Ablaufes hinausblicken. Nicht nur im normalen Flugbetrieb, auch bei unerwarteten Ereignissen muß das Checklist-Handeln beibehalten werden.

Als am 26. Mai 1991 eine Boeing 767 mit 213 Passagieren und 10 Besatzungsmitgliedern von Bangkok startete, schien zunächst alles in Ordnung. Aber 12 Minuten später erschien plötzlich am Bildschirm in der Pilotenkanzel eine Warnung, daß ein Systemfehler die Schubumkehr bei einem der beiden Triebwerke auslösen könnte. Damit verlöre das Flugzeug sofort seine Flugfähigkeit, denn die Schubumkehr soll das Flugzeug nach der Landung abbremsen. Die Piloten wandten sich sofort – gemäß den Richtlinien – an die entsprechende Checklist, die auch für solche völlig unerwarteten Fälle eine Anweisung gibt. Der Kapitän fragte den Co-Piloten[10]: „Was steht darin über das?", und der Co-Pilot las vor[11]: „Zusätzliches Systemversagen könnte Auslösung im Flug verursachen. Erwarte normale Schubumkehr-Funktion nach der Landung." Es war also kein Handlungsbedarf gegeben.

---

10 „What's it say in there about that", siehe Malcolm Mac Pherson: The Black Box. W.Marrow Verlag, New York, 1998.

11 „Additional system failures may cause in-flight deployment. Expect normal reverse operation after landing."

Daß die Schubumkehr dennoch kurz darauf das Flugzeug mit allen Insassen in das Verderben riß, war nicht auf einen Fehler der Besatzung zurückzuführen, denn die hatte sich an die Checklist gehalten. Vielmehr war schon bei der Konstruktion, also beim Zusammenstellen der Checklist für den Bau dieser Flugzeuge ein Fehler geschehen, der aber sofort nach der Katastrophe ausgemerzt und eliminiert wurde.

Manchmal scheint es, ein Abgehen vom sklavischen Festhalten an einer Checklist könnte Unheil verhindern; das mag auch der Fall sein, aber wird dies einmal grundsätzlich zugelassen, dann entsteht sicherlich mehr Schaden durch unbegründetes Abweichen von einer Checklist, als vernünftiges Besinnen auf eigene Verantwortung verhindern könnte.

Die Checklist

Liste von genauen Handlungsanweisungen, deren *richtige* Ausführung (unabhängig von Zustimmung oder Ablehnung) zu einem *genau* vorhersagbaren Ergebnis führt!

Ohne Zweifel ist der besondere Fortschritt in der Industrie (z.B. am Fließband), in der technischen Produktion (z.B. in der Raumfahrt und im Flugwesen), aber auch in der Apparatemedizin (z.B. bei Transplantationen) den jeweiligen Checklisten zu verdanken. Dabei ist die eingangs beschriebene Unabhängigkeit von den individuellen Personen und ihren Gefühlen, Wertesystemen und Glaubensinhalten besonders wichtig, weil es eben ausschließlich darauf ankommt, daß alle einzelnen Handlungen der Checklist richtig ausgeführt werden.

Wie unsinnig es wird, wenn das Checklist-Verhalten in einen Bereich getragen wird, in dem es sinnlos ist, kann eine Anekdote besser verdeutlichen als manche Erklärung: Demnach hatte der berühmte dänische Physiker Niels Bohr – Vater der Quantenmechanik – an seinem Haustor ein Hufeisen hängen; einer seiner Studenten, der dies bemerkte, soll ihn gefragt haben: „Aber Herr Professor, glauben Sie denn an so etwas?“, und Niels Bohr soll geantwortet haben: „Natürlich nicht, aber man hat mir versichert, es hilft auch, wenn man nicht dran glaubt!“

Platon und die Dialektik

Als Platons Lehrer Sokrates in Athen lebte, begab sich sein Jugendfreund Chairephon nach Delphi, um das Orakel zu befragen, ob es einen weiseren Mann als Sokrates gäbe. Das Orakel verneinte dies, und als Sokrates davon erfuhr, war er sehr verwundert, weil er sich selbst nicht für sehr weise hielt. Aber zu lügen war dem Gott des Orakels nicht gestattet, also wollte Sokrates dem Geheimnis des Spruches nachspüren.

Sokrates suchte also in Athen jene Männer auf, die als weise galten, um im Gespräch deutlich zu machen, daß er nicht der weiseste sein könne, weil er eben weniger wüßte als der Angesprochene. Aber immer wieder mußte er feststellen, daß die Weisen von Athen bei genauerer Befragung unsicher wurden und schließlich zugeben mußten, durch die Wißbegierde des Sokrates ihr eigenes Wissen entschwinden zu sehen. Daß ihm dieses Verfahren wenig Sympathie einbrachte, ist wohl verständlich; schließlich wurde er dafür – im Alter von über 70 Jahren – zum Tode durch den Giftbecher verurteilt. Er nahm das Urteil an und verabschiedete sich von seinen Freunden mit den Worten[12]: „Es ist nun Zeit zu gehen, ich, um zu sterben, und ihr, um zu leben. Wer aber von uns beiden zu dem besseren Geschäft hingehe, das ist allen verborgen außer nur Gott.“

12 Platon: Apologie

Doch zurück zum Spruch des Orakels. Durch die vielen Diskussionen mit angeblich Weisen war Sokrates zum Schluß gekommen, daß weder er noch die anderen wahrhaft weise wären. Den Orakelspruch konnte er nun deuten: „Ich scheine also um dieses Wenige doch weiser zu sein als er, weil ich, was ich nicht weiß, auch nicht glaube zu wissen."

„Ich weiß, daß ich nichts weiß!" In dieser verkürzten Form ist der Spruch des Sokrates überliefert. Während Aristoteles mit seiner Logik ein gewaltiges Gebäude des Wissens – eine große „Wissenschaft" – errichten konnte, war das Ziel des sokratischen Fragens die Einsicht in die Grenzen allen Wissens. Ziel der Wissenschaft ist die Trennung des Richtigen vom Falschen, ganz im Sinne des Entweder-Oder. Sokrates wollte durch Akzeptieren des Nichtwissen-Könnens zum eigentlichen Wissen, zur Weisheit gelangen.

Goethe hat in seinem großen Drama diese beiden Grundhaltungen durch Heinrich Faust und seinen Famulus Wagner dargestellt. Während Faust – ganz im sokratischen Sinne – verzweifelt ruft: „Und sehe, daß wir nichts wissen können! Das will mir schier das Herz verbrennen!" meint Wagner nüchtern: „Zwar weiß ich viel, doch will ich alles wissen!"

Wer sein Denken ausschließlich auf die Logik ausrichtet, muß die sokratische Haltung für unsinnig, ja für gefährlich halten. Denn wenn einmal zugegeben wird, daß wir nichts wissen können, dann ist – logisch gesehen – jedes weitere Suchen nach Erkenntnis vergeblich und daher sinnlos. Die sokratische Haltung kann daher nur als Widerspruch verstanden werden, der nicht eliminiert werden darf! Die Verzweiflung des Heinrich Faust ist Ausdruck des Ringens mit diesem Widerspruch. Gerade die Aussichtslosigkeit auf endgültiges Wissen spornt den Geist an, immer weiter zu suchen. Es gilt eben nicht das logische Entweder-Oder: *Entweder* es gibt endgültiges Wissen und wir suchen danach, *oder* es gibt kein endgültiges Wissen und alle Suche ist zwecklos.

Wir könnten nun versucht sein, statt des Entweder-Oder ein Sowohl-als-Auch zu akzeptieren; aber auch das hieße, den Widerspruch zu eliminieren, weil wir die beiden Seiten nebeneinander stehen ließen, ohne den zwischen ihnen bestehenden Konflikt fruchtbar werden zu lassen. (Faust hat seinen Ausruf verzweifelt, nicht nüchtern, getan!)

Es gilt also, neben der Logik des Aristoteles eine andere Form des Denkens zuzulassen, die nicht auf Elimination aller Widersprüche zielt! Für Konflikte heißt dies, anzuerkennen, daß auch bei einem scharfen, vollständigen Widerspruch zwischen den Konfliktpartnern die Möglichkeit besteht, daß beide Seiten recht haben! Wir haben einen derartigen Konflikt ja schon anklingen lassen, er war ja doch der Ausgangspunkt für unseren Rückblick auf die Wurzeln unserer Kultur: die Frage, ob wir aufkeimende Widersprüche austragen oder verdrängen sollen, kurz der Widerspruch zwischen den Bedürfnissen nach Toleranz und Auseinandersetzung.

Diese andere Form des Denkens ist auch in unserer Kultur mindestens so lange bekannt wie die Logik des Aristoteles, aber seit den Erfolgen des Checklist-Verhaltens immer mehr vernachlässigt worden. Ihr eigentlicher Vater ist Sokrates, überliefert wurde sie durch Platon. Denn beide wußten, daß diese Form des Denkens, die sie **Dialektik** nannten, immer ganz konkret sein muß, nur an bestimmten Personen und ihren Widersprüchen dargestellt werden kann. Daher hat Sokrates überhaupt keine Schriften hinterlassen, und Platon schrieb in einem Brief an Dionysios[13]: „Darum habe ich nie etwas darüber geschrieben, noch gibt es eine Schrift Platons oder wird es eine geben; das jetzt Ausgesprochene sind Gedanken des schöner dargestellten und verjüngten Sokrates.“

Einer dieser Dialoge ist das Gespräch des Sokrates mit Menon, einem damals bekannten Lehrer der Tugend. Bei sei-

13 Platon: 2.Brief

nem Bemühen, den Spruch des Orakels von Delphi zu widerlegen, bat Sokrates den Menon, ihm zu erklären, was Tugend sei. Sokrates gab sich dabei als eifriger, aufmerksamer Schüler, der niemals widersprach. Im Gegenteil! Er nahm jede Aussage des Menon ernst, zog aber daraus gleich die logischen Konsequenzen, die Menon selbst noch gar nicht bedacht hatte[14]. Menon geriet darüber immer mehr in Verwirrung, bis er schließlich ausrufen mußte[15]: „Wiewohl ich schon tausendmal über die Tugend gar vielerlei Reden gehalten habe ... Jetzt aber weiß ich nicht einmal zu sagen, was sie überhaupt ist.“

Wieder einmal hatte Sokrates einen „Wissenden“ über seine Unsicherheit aufgeklärt, und zwar nicht, indem er ihm widersprach, sondern indem er ihm vollständig recht gab! Wir können dies als ein erstes, wichtiges Merkmal der Dialektik festhalten: Nicht, wenn wir dem Konfliktpartner widersprechen, sondern wenn wir ihm vollständig recht geben, können wir ihn verunsichern. Bei reinen Entweder-Oder-Konflikten ist dies freilich unmöglich. Nur wenn keine Seite des zugrundeliegenden Widerspruchs vollständig eliminiert werden kann, wie wir dies etwa bei Toleranz und Auseinandersetzung aufgespürt haben, ist diese Methode zielführend.

Als nun Menon durch Sokrates in dieser Weise verunsichert war, schlug Sokrates vor, das Thema zu wechseln. Denn sie beide hätten doch gerade gezeigt, daß die naive Annahme, ein Wissender könne einen Wißbegierigen lehren, indem er ihm sein Wissen mitteilt, zumindest bei den tiefen Fragen der Menschen

---

14 Der zeitgenössische Platon-Forscher Giovanni Reale schreibt dazu: „Bekanntlich gelangte Sokrates in dem abwechslungsreichen Spiel der Täuschungen und Vorstellungen genau zu dem Punkt, an dem er vorgab, die Ideen und Methoden des Gegners anzunehmen, als wären sie seine eigenen, um sie dann aber in einer Weise auf die Spitze zu treiben, daß ihre Schwachstellen hervortraten und leicht widerlegt werden konnten; ja bisweilen gebrauchte er dafür dieselbe Logik, die jenen Methoden eigen war. (G.Reale: Zu einer neuen Interpretation Platons. Schöningh Verlag, Paderborn, 1993, S.122)

15 Platon: Menon

falsch sei. Kurz gesagt, die **These** „Der Schüler lernt vom Lehrer“ hat sich als falsch herausgestellt. Nun meinte Sokrates, nach den Regeln des logischen Denkens müsse dann wohl das vollständige Gegenteil – die **Antithese** – richtig sein. Also muß gelten: „Der Schüler lernt nicht vom Lehrer“, und da im konkreten Falle nur zwei Menschen miteinander kommunizierten, käme dies der Aussage gleich: „Der Schüler lernt nur aus sich selbst.“

Sokrates trat an, dem skeptischen Menon diesen Satz zu beweisen, indem er einen jungen Sklaven holen ließ, der zwar intelligent, aber völlig ungebildet war. Er bat Menon, genau darauf zu achten, daß er dem Sklaven nichts mitteilen werde, wohl aber dürfe er ihn fragen. Und Sokrates begann nun, den Sklaven zu befragen, bis dieser schließlich wußte, daß der Diagonale im Quadrat (mit Kantenlänge eins) keine Zahl entspricht. (Heute würden wir sagen, daß ihr eine irrationale Zahl entspricht, irrationale Zahlen waren aber damals noch nicht erfunden.) Wahrlich keine triviale Erkenntnis!

Doch Menon hakte sofort ein; auch die Antithese sei falsch, behauptete er, denn ohne die Fragen des Sokrates hätte der Sklave nie die Schlußfolgerung gezogen, ja er wäre gar nicht auf die Idee gekommen, sich mit diesem Problem zu beschäftigen. Sokrates mußte ihm zustimmen, und so stellten sie gemeinsam fest, daß es sich bei den beiden Behauptungen, der These und der Antithese, um zwei einander vollständig widersprechende Aussagen handelt, die beide falsch oder zumindest unrichtig seien. Ein klarer Widerspruch zum Axiom des ausgeschlossenen Dritten! Die Logik hatte bei diesem Beispiel offenbar versagt, sie bleibt in ihren Grenzen gefangen, die vom lebendigen Erkenntnisdrang der Menschen überschritten werden können.

Das rational-logische Denken steht an einem Talende, aus dem es keinen Ausweg gibt; vom Standpunkt der Logik sind wir in eine ausweglose Situation geraten, im Griechischen **Aporie** genannt. Vermutlich ist der Begriff „Aporie“ nur wenigen bekannt, ich stelle immer wieder fest, daß er lediglich bei Studierenden oder Absolventen der reinen Philosophie zu ihrem Wortschatz zählt (sozusagen als Teil der Fachsprache). Unsere Kultur ist wahrscheinlich die einzige, die den entsprechenden Begriff versinken hat lassen, und so müssen wir uns mit Hilfsausdrücken zurechtfinden, wenn eine Aporie auftritt. „Ein Problem von Henne und Ei“ wird dann oft gesagt, ja eher werden Begriffe fremder Kulturen, wie „Tao“ oder „Maja“, herangezogen als unser eigener. Ich halte das für eine der Konsequenzen, die der überraschende Siegeszug des Checklist-Verhaltens mit sich gebracht hat. Wir werden uns jedoch an den Begriff „Aporie“ gewöhnen müssen, denn in diesem Buch wollen wir uns jenen Konflikten und Widersprüchen zuwenden, denen eine Aporie zugrunde liegt.

In der ausweglosen Situation schlug Sokrates vor, den Weg nach oben anzutreten, wenn das Talende erreicht ist. Der Widerspruch ist zwar nicht zu umgehen, von einer völlig neuen, erhobenen Position aus könnte er vielleicht seine störende Schärfe verlieren, auch wenn er im Grunde bestehen bleibt. Dazu wollte er eine Aussage – eine **Synthese** – vorschlagen, die These und Antithese in sich vereint, obwohl sie einander widersprechen! „Der Schüler weiß schon alles, aber er weiß nicht, daß er es weiß!“ war Sokrates’ Synthese in unserem Beispiel.

Nun könnte es scheinen, als wäre damit lediglich ein Wortspiel gelungen. Aber bei näherer Betrachtung stellt sich heraus, daß nunmehr wirklich eine völlig neue Ebene des Verständnisses von „Lernen“ erreicht ist. Wer diese Synthese ernst nimmt, wird nicht mehr versucht sein, Wissen zu vermitteln, weil er oder sie nun weiß, daß dies nichts fruchtet. Vielmehr wird das Bestreben von Lehrpersonen sein, ihren Schülerinnen und Schülern zu helfen, sich selbst zu bilden, ihre Neugier zu befriedigen und dadurch ihr eigenes Wissen zu vergrößern.

„Maieutik“ nannte Sokrates diese Form des Lehrens, die Hebammen-Kunst! Denn so wie die Hebamme der Mutter helfen soll, ihr eigenes Kind zur Welt zu bringen, so soll ein rechter Lehrer seinen Schülern helfen, ihr eigenes, unbewußtes Wissen ins Bewußtsein zu heben.

Und wieder haben wir ein wesentliches Merkmal der Dialektik kennen gelernt: Eine Synthese ist keine stabile Errungenschaft, sie bedarf der immerwährenden, emotionalen Zuwendung, sie kann *nicht in eine Checklist* verwandelt werden! Denn trotz der fast zweieinhalb Jahrtausende, die diese Synthese bekannt ist, muß sie immer wieder neu entdeckt und gegen die bloße Wissensvermittlung durchgesetzt werden. Am Ende des 20. Jahrhunderts war es Carl Rogers, der dafür kämpfte. Er war „zu der Ansicht gekommen, daß die einzigen Lerninhalte, die Verhalten signifikant beeinflussen, selbst entdeckt, selbst angeeignet werden müssen“.[16] Daher wollte er kein Lehrer mehr sein, wohl aber wollte er anderen helfen, zu lernen, weil zu lernen nach wie vor ein beglückendes Ziel für ihn blieb. Er wollte also „Lernhelfer“[17] sein, ein Maieutiker, ganz im Sinne des Sokrates. Dabei kannte er ihn gar nicht, er hatte vom dänischen Philosophen Sören Kierkegaard gelernt, der sehr wohl Platon (und daher auch Sokrates) studiert hatte. Ich erwähne dies, weil es zeigt, daß Synthesen flüchtig sind und immer wieder neu erarbeitet werden müssen.

Carl Rogers stellte seinem Buch als Motto den Ausspruch von Albert Einstein voran:

„Es ist in der Tat fast ein Wunder, daß die modernen Methoden der Ausbildung die heilige Neugier des Forschens noch nicht völlig erstickt haben; denn diese zarte, kleine Pflanze bedarf – neben dem Ansporn – hauptsächlich der Freiheit; ohne diese geht sie ohne jeden Zweifel zugrunde.“

---

16 Carl R. Rogers: Lernen in Freiheit. Kösel Verlag München (1974) S.153f

17 facilitator of learning

Auch Einstein bekämpfte also das starre Bildungswesen, das die Aporie des Lernens verdrängen will und nur die These als richtig, die Antithese aber als falsch bezeichnet. Nun könnte man meinen, der Konflikt müsse sich auch heute noch zwischen These und Antithese entzünden. Da aber eine Synthese wenigstens formal schon existiert, wird sie von den Gegnern des erstarrten Bildungswesens als Alternative vorgeschlagen; der Kampf spielt sich also nun zwischen These und Synthese ab, diese wird dadurch zur neuen Antithese.

Dialektik beschreibt den lebendigen Aspekt der Welt, jene Konflikte, die sich nicht in ein starres Schema bringen lassen, weil sie an die Emotionen der Beteiligten gebunden sind. Eine echte Synthese ist daher auch nicht immer zu erreichen, wohl aber lohnt es sich, sie anzustreben. Erst wenn die **Zustimmung der Betroffenen** eingeholt wird, dürfen wir von einem Versuch sprechen, den Konflikt dialektisch zu lösen oder zumindest in eine Art Harmonie der Konfliktpartner überzuführen. Denn jede echte Synthese – angestrebt oder erreicht – muß sowohl die These als auch die Antithese berücksichtigen, sie muß also den ursprünglichen Widerspruch in irgend einer Form enthalten, er soll ja gerade nicht eliminiert werden!

Einer der Großmeister der Dialektik, Georg Wilhelm Friedrich Hegel, hat gesagt, in der Synthese müsse der Widerspruch **aufgehoben** sein, und zwar in des Wortes dreifacher Bedeutung: Aufgehoben wie ein Andenken (also bewahrt), aufgehoben wie ein Gesetz (also nicht mehr gültig) und aufgehoben auf eine höhere Ebene, es muß etwas Neues aus dem dialektischen Prozeß entsprungen sein.

Am Weg zur Synthese

Verunsicherung des Gegners durch Zustimmung

Zustimmung der Betroffenen erforderlich

Checklist ist nicht möglich

Der aufgehobene Widerspruch

aufheben = bewahren (wie ein Andenken)

aufheben = ungültig machen (wie ein Gesetz)

aufheben = höher heben (Neues ist entstanden)

Ein Widerspruch als Quelle der Entwicklung

Logik und Dialektik unterscheiden sich am deutlichsten in ihrer Einstellung zum Widerspruch. Für den bloß logisch-rational Eingestellten ist jeder Widerspruch immer ein Fehler und daher zu eliminieren. In jedem Konflikt hat demnach eine Seite recht, die andere unrecht. Bestenfalls kann – im Sinne eines Kompromisses – der Streitpunkt aufgebrochen und jeder Seite in einem der Teile recht gegeben werden, die jeweils andere Seite hat dann dort unrecht.

Der Dialektiker hat es leider nicht so einfach, denn er muß zunächst dem Logiker zustimmen; auch für ihn gibt es immer wieder Streitfälle, die nach dem Entweder-Oder zu entscheiden sind. (Wir haben ja einige Fälle besprochen.) Aber der dialektisch denkende Mensch ist offen für die Möglichkeit, einen

Widerspruch als Aporie anzuerkennen. Er muß also in jedem einzelnen Konflikt zunächst erkennen, ob sich der zugrunde liegende Widerspruch als Fehler eliminieren läßt, oder ob es sich dabei um eine Aporie handelt. Und wenn er selbst in den Konflikt eingebunden ist, muß er noch dazu seinen Gegner davon überzeugen, daß die Lösung nur in einem Weg liegen kann, der beiden Seiten Genüge tut.

Wir wollen uns im Folgenden ausführlich damit beschäftigen, wie solche Situationen bewältigt werden können und welche Fallen auf dem einzuschlagenden Weg lauern. Zunächst wollen wir uns aber darauf einigen, daß es Aporien gibt, daß also die Logik nicht immer ausreicht, Konflikte vernünftig zu bereinigen.

Wir haben nun schon mehrmals davon gesprochen, daß Konflikte, die auf einer Aporie beruhen, einen Weg durchlaufen müssen, der eine Synthese zumindest zum Ziel hat. Wir werden diesen Weg als dialektischen Prozeß betrachten, der unmittelbare Folge der ausweglosen Anfangslage ist. Solch ein Prozeß führt aber – wenn er gelingt – zu etwas Neuem, das am Beginn noch nicht angedacht worden ist. Also können wir Aporien auch als Quelle einer Entwicklung betrachten, die begrüßenswert ist, weil sie uns zu Neuem wachsen läßt. So erscheint eine Aporie durchaus ambivalent: Einerseits ängstigt sie durch die – zunächst – ausweglose Situation; andererseits beglückt sie durch den Ansporn zu wachsen, an der Problematik zu reifen.

Wahrscheinlich hat jede und jeder dies schon einmal erlebt, wenn zum Beispiel in einer schönen Beziehung zwischen zwei Menschen ein Konflikt auftaucht, der zunächst als Gefahr wahrgenommen wird, der aber nach seiner Bereinigung (nicht Beseitigung!) die Beziehung noch gefestigter und tiefer erleben läßt.

Ehe wir uns nun den Einzelheiten des dialektischen Prozesses widmen, möchte ich noch darauf hinweisen, daß im Zusammenleben von Menschen immer wieder Entscheidungen gefällt werden müssen. Manche dieser Entscheidungen werden durch Konflikte notwendig, und solche Konflikte können auf logischem Entweder-Oder beruhen, sie können aber auch durch eine Aporie verursacht sein. Entscheidungsträger (Menschen in Führungspositionen, Manager, Politiker und dergleichen) sollten also üben, die Natur von Entscheidungen zu erkennen.

Wenn ein Widerspruch auftaucht, der zwar nach Entweder-Oder zu eliminieren ist, bei dem aber zunächst noch nicht gewiß ist, welche Seite recht hat, spreche ich von **logischen Entscheidungen**. In diesen Fällen darf freilich nicht sofort entschieden werden, es sind Experten zu befragen, die auf Grund ihres Wissens richtig und falsch unterscheiden können. Wir alle kennen das aus unserem täglichen Leben; wenn ein Gerät (zum Beispiel unser Auto oder Fernseher) plötzlich nicht mehr funktioniert, aber auch wenn sich eine Krankheit meldet, dann suchen wir den besten Spezialisten, um uns beraten zu lassen. Die Kunst liegt dann lediglich darin, den richtigen Experten zu finden und zu befragen.

Die zweite Kategorie von Entscheidungen ist jene, bei der eigentlich kein echter Widerspruch zugrunde liegt; lediglich zwischen zwei oder mehreren, meist gleich guten Wegen, ist zu wählen. Ich nenne solche Entscheidungen **taktische Entscheidungen**. Es kommt dabei nicht darauf an, *wie* entschieden wird, es muß aber *rasch* entschieden werden, denn jede Verzögerung ist nichts anderes als Zeitverlust. Dabei kann in solchen Fällen – gerade weil jede Wahl gleich gültig ist – oft fast ein „Glaubenskrieg“ ausbrechen, in dem die beiden Seiten kämpfen. Denken wir nur etwa an die Wahl eines Betriebssystems für die Datenverarbeitung, die umso heißer umstritten sein kann, je ähnlicher einander die angebotenen Möglichkeiten sind.

Als vor einigen Jahren in Österreich die Nummerntafeln der Autos ersetzt werden mußten, weil die alten – schwarz mit weißem Aufdruck – nicht mehr entsprachen, da entbrannte ein solcher „Glaubenskrieg“. Kein Geringerer als der Maler Hundertwasser scharte eine Gruppe Gleichgesinnter um sich und zog ins Feld, um für die Beibehaltung schwarzer Tafeln zu kämpfen. Jedes Abgehen davon käme – so lautete die Parole – einem neuen Anschluß an Deutschland gleich. Als jedoch der damalige Verkehrsminister Rudolf Streicher ein Machtwort sprach und für weiße Tafeln mit schwarzer Schrift und buntem Wappen entschied, da dachte niemand mehr an Widerstand.

Dies ist ein Kennzeichen für taktische Entscheidungen: Vor der Entscheidung mag der „Glaubenskrieg“ noch so heftig sein, mit der Entscheidung kehrt sofort Friede ein, der nicht mehr in Frage gestellt wird. Leider ist das aber erst nach der Entscheidung festzustellen, wenn es für eine Korrektur schon zu spät ist. Darum müssen wir alle üben und durch Fehler lernen, nur so können wir uns ein Gefühl dafür aneignen, wann eine Entscheidung als taktische zu behandeln ist.

Jeder Fehler kann nämlich unangenehme Folgen haben. Der spätere Präsident der USA, Bill Clinton, versprach im Wahlkampf, das strikte Tabu gegen Homosexualität im amerikanischen Militär zu lockern. Nach seiner Wahl wollte er sich offenbar als entscheidungsfreudiger Präsident einführen und machte sein Versprechen sofort wahr. Aber erst durch diese Entscheidung, die er offenbar für eine taktische gehalten hatte, brach ein Sturm los, der vorher kaum zu erwarten gewesen war. Präsident Clinton mußte diese Entscheidung daher zurücknehmen.

Bei einiger Kenntnis menschlicher Probleme hätte ihm ein guter Berater allerdings sagen können, daß Konflikte, die eine so tief verwurzelte menschliche Sphäre wie die Sexualität betreffen, fast immer auf Aporien beruhen. Entscheidungen in solchen Fällen nenne ich **strategische Entscheidungen**. Weil ihnen (mindestens) eine Aporie zugrunde liegt, können sie nur durch einen dialektischen Prozeß zum guten Ende geführt werden, bei dem auf die Zustimmung der Betroffenen zu achten ist, ehe überhaupt an eine Lösung des Konfliktes durch eine Synthese, nicht durch eine Richtig-Falsch-Entscheidung, gedacht werden darf.

Menschen in Führungspositionen sollten also nicht nur darin geübt sein, die drei Kategorien von Entscheidungen unterscheiden zu können, sie müßten auch erfahren haben, wie ein dialektischer Prozeß eingeleitet und gesteuert werden kann. „Steuern“ ist hier nicht im Sinne einer Vorgabe zu verstehen, sondern als Hilfestellung für die Betroffenen, die letztlich selbst die Lösung emotional mitzutragen haben.

3 Arten von Entscheidungen

logische Entscheidungen: Delegation an Experten

taktische Entscheidungen: rasch entscheiden

strategische Entscheidungen: erfordern dialektischen Prozeß

Auseinandersetzung und Toleranz (Eris & Eirene)

Es ist nun Zeit, daß wir uns dem dialektischen Prozeß zuwenden und zwar an Hand jenes konkreten Beispiels, das uns schon vom Beginn des Buches her begleitet: der Widerspruch von Toleranz und Auseinandersetzung, in der Mythologie verkörpert durch die Göttinnen Eirene und Eris. Wir können von einem dialektischen Begriffspaar sprechen (Toleranz und Auseinandersetzung), wir können die Aporie aber auch als These und Antithese darstellen und behaupten, eine Beziehung kann nur gedeihen, wenn Toleranz geübt wird (These), sie kann aber auch nur gedeihen, wenn aufkeimende Konflikte durch Auseinandersetzung ausgeräumt werden (Antithese). Ich werde bei der Darstellung meines Modells des dialektischen Prozesses bei den entgegengesetzten Begriffen bleiben, dabei aber die Formulierung durch These und Antithese nicht vergessen, sie sozusagen im „Hinterkopf mittragen".

An diesem Beispiel werden wir nicht nur den dialektischen Prozeß genauer kennenlernen, wir sehen daran auch sofort, daß im Bereich der Dialektik Probleme nicht so einfach in ihre Urbestandteile zerlegt werden können, wie dies die Logik vorschreibt. Denn bei *jedem* aufkeimenden Konflikt, gleichgültig an welchen Problemen er sich entzündet, stellt sich für alle Beteiligten die Frage, ob der Konflikt aufgegriffen oder übergangen werden soll, also die Frage nach Toleranz und Auseinandersetzung. Aporien hängen also meist wie ein großes Netz zusammen, und wenn wir meinen, einen Knoten gelöst zu haben, hängen wir sofort am nächsten.

Wenn ich nun mein Modell für Aporien und ihre Bewältigung darstelle, bin ich mir wohl bewußt, daß dies schon eine Vereinfachung jeder lebendigen Situation bedeutet, die einerseits unzulässig, andererseits aber notwendig ist, wollen wir uns solchen Situationen stellen. Damit sind wir schon wieder in eine Aporie gelaufen, die wir aber zunächst verdrängen, um nicht gleich vor jeder wirklichen Situation kapitulieren zu müssen.

Konzentrieren wir uns also auf das dialektische Paar „Toleranz und Auseinandersetzung". Der Konflikt spielt sich meist in einer Person im Sinne des ersten Kapitels ab. Er kann aber auch auf verschiedene Menschen oder Menschengruppen aufgeteilt sein, wenn die einen für Toleranz, die anderen für Auseinandersetzung eintreten.

Vielleicht kommt bei manchen nun ein Gefühl auf, die beiden Begriffe müßten doch wohl zunächst schärfer definiert werden. Die Logik fordert dies sehr wohl, und das ist eine ihrer Stärken! Bei dialektischen Problemen schlägt sie aber in eine Schwäche um, weil es ja gerade nicht auf eine Abgrenzung der Begriffe ankommt; vielmehr wollen wir ja beiden gerecht werden, obwohl sie unvereinbar scheinen. Daher ist es nun viel wichtiger, den Widerspruch zu spüren, damit wir uns auf den Prozeß einlassen können, der daraus entspringt.

Es gibt wohl kaum jemanden, der diesen Widerspruch nicht schon schmerzlich erlebt hat! Wenn mir eine fremde Meinung entgegentritt, die der meinen widerspricht, dann ist die nächstliegende Reaktion wohl die, die eigene Meinung als richtig, die fremde als falsch zu betrachten. Es scheint, als ob die einzig mögliche Lösung darin bestünde, die fremde Meinung zu eliminieren. „Willst du nicht mein Bruder sein“ – dann muß ich dir zwar nicht immer den Schädel einschlagen, ich kann dich auch einfach ignorieren.

Damit sind wir wieder bei Toleranz und Auseinandersetzung. Allerdings sind wir nun bei anderen Begriffen gelandet: „Ignorieren“ und „Schädel einschlagen“ haben wir gesagt. Etwas milder ausgedrückt, können wir auch „Gleichgültigkeit“ und „Streit“ sagen. Und dabei stellen wir etwas Merkwürdiges fest: Bei der ersten, vorsichtigen Suche nach einer Verbindung zwischen den entgegengesetzten Begriffen „Toleranz“ und „Auseinandersetzung“ sind wir auf ein neues Begriffspaar gestoßen, das nun doch im logischen Entweder-Oder-Verhältnis steht. Denn der Gleichgültige wird nicht streiten, und der Streitlustige empfindet keine Gleichgültigkeit.

Jeder der beiden ursprünglichen Begriffe „Toleranz“ und „Auseinandersetzung“ hat gewissermaßen einen **Schatten**, den ich so darstellen möchte:

Toleranz	Auseinandersetzung
Gleichgültigkeit	Streit

Wir sehen nun, daß eine klare Definition das Problem verschleiert hätte! Gerade die Doppelbödigkeit der Begriffe, der

Einschluß ihres Schattens[18], ist wesentlich für das Verständnis des nun eintretenden Kampfes*. Denn der Widerspruch muß wirksam werden, er soll ja nicht verdrängt bleiben. Aber der Kampf spielt sich weder zwischen den ursprünglichen Begriffen, noch zwischen den Schattenbegriffen ab, vielmehr wird jede Seite den Schatten der anderen bekämpfen. Wer für Toleranz eintritt, bekämpft die Streitlust, wer für Auseinandersetzung eintritt, bekämpft die Gleichgültigkeit.

Dies ist *immer* der Beginn eines dialektischen Prozesses, der **Kampf gegen den Schatten der Gegenseite**! Ich nenne diese wichtige Phase die **HX-Verwirrung**, weil statt der Brücke zwischen den Begriffen, die wie ein **H** erscheint (das auch für „Harmonie" stehen soll),

Toleranz Auseinandersetzung

H

Gleichgültigkeit Streit

nunmehr ein **X** auftritt, dessen Kreuz zugleich den Kampf symbolisiert.[19]

Toleranz Auseinandersetzung

X

Gleichgültigkeit Streit

---

18 Dies kann durchaus verstanden werden wie bei C.G.Jung, siehe etwa: Über die Archetypen des Kollektiven Unbewußten. Eranos Jahrbuch 1934, S.221f und 224f; Traumsymbole des Individuationsprozesses. Eranos Jahrbuch 1935, S.99f

* Bei Hesiod wird Eris durch ein Schwesternpaar dargestellt: die ältere, gute, ist die Personifikation des edlen Wettstreits; die jüngere, dunkle, ist die Begleiterin des Kriegsgottes Ares – eine schöne Darstellung von „Streit" als Schatten der „Auseinandersetzung".

19 Erstmalig habe ich dieses Modell in meinem Buch „Aufbruch in neue Wirklichkeiten" (loc.cit.) vorgestellt.

Ursprünglich wollten wir einen Ausgleich zwischen Toleranz und Auseinandersetzung anstreben und sind damit in einen Kampf geraten, *in dem beide Parteien recht haben*! Denn wir wollen weder Gleichgültigkeit, noch Streit zulassen; die Vertreter der Toleranz haben also recht, wenn sie Streit bekämpfen; ebenso haben aber auch die Vertreter der Auseinandersetzung recht, wenn sie die Gleichgültigkeit bekämpfen!

Da dem Problem eine Aporie zugrunde liegt, weil also keine Seite ausgeklammert werden soll, sind wir schnell in eine Situation gelangt, in der die beiden Seiten einander bekämpfen und beide im Recht sind! Daher kann dieser Kampf der HX-Verwirrung beliebig lange dauern und tut dies bei konkreten Problemen auch allzu oft.

Wie können wir aus diesem Kampf wieder aussteigen? Es geht darum, die X-Situation in eine H-Lage zu bringen, und das scheint eigentlich ganz einfach zu sein: Denn die Berechtigung im Kampf jeder Seite entsteht ja dadurch, daß sie jeweils auf den Schatten der anderen Seite zielt. Wenn dies erst einmal erkannt ist, könnte der Prozeß aus der HX-Verwirrung in eine neue Phase treten. Dazu müssen die Kämpfenden zugeben, daß der wahre Gegner der *eigene* und nicht der fremde Schatten ist, so wie dies durch das anzustrebende **H** angedeutet wird! Die Schwierigkeit dabei ist aber, daß diese Einsicht von beiden Seiten zugleich bekannt gegeben werden muß. Wenn nämlich nur eine der Parteien – sagen wir die Vertreter der Toleranz – erkennt, daß ihr wahrer Gegner die Gleichgültigkeit und nicht der Streit ist, und dies auch bekannt gibt, dann werden die Vertreter der Auseinandersetzung aufatmen und sagen, endlich habt ihr das eingesehen, wir kämpfen ja schon immer für diese Erkenntnis. Damit haben sie gewonnen, die Vertreter der Toleranz haben scheinbar unrecht, die Vertreter der Auseinandersetzung scheinbar recht behalten, und der Konflikt ist in ein logisches Entweder-Oder abgestürzt, das Axiom vom ausgeschlossenen Dritten hat sich durchgesetzt.

Wenn dem Konflikt – wie wir meinen – eine echte Aporie zugrunde liegt, dann kann dieser Scheinfriede aber nicht lange währen; die HX-Verwirrung lebt von neuem auf, und der Kampf beginnt – vielleicht mit neuen Vertretern – wieder von vorne. Damit ist lediglich Zeit verloren, aber nichts gewonnen.

Ein echter Schritt auf dem Weg zum Aufheben des Widerspruches erfordert also, daß die beiden Parteien *zugleich* und ehrlich erkennen lassen, sie betrachten nun ihren *eigenen* Schatten als die wahre Gefahr. Angesichts der Versuchung, durch eine kleine Täuschung den Sieg zu erringen, kann diese Forderung schier unerfüllbar sein. Dennoch müssen wir einen Weg finden, der aus dieser Erstarrung herausführt.

Der Sturz in den eigenen Schatten

Angriff gilt zwar als beste Verteidigung, aber bei einem andauernden Kampf kann der Schutz der eigenen Bastionen nicht ganz vernachlässigt werden. Darum werden in der Phase der HX-Verwirrung die beiden Streitparteien nicht nur den jeweils gegnerischen Schatten angreifen, sondern auch bemüht sein, den Argumenten der anderen zu begegnen. Damit beginnen sie aber, den eigenen Schatten zu verteidigen.

Die Vertreter der Toleranz kämpfen zunächst gegen den Streit; da aber von den Vertretern der Auseinandersetzung die Gleichgültigkeit angeprangert wird, kommen die Toleranten unbemerkt in die Lage, die Gleichgültigkeit zu verteidigen. Statt Toleranz hochzuhalten, fallen sie in ihren eigenen Schatten, die Gleichgültigkeit.

Ganz analog ergeht es den Vertretern der Auseinandersetzung. Da die Gegenseite auf den Streit zielt, beginnen sie ihn zu verteidigen und stürzen ebenfalls in ihren eigenen Schatten.

Der Schluß in diesem Kampf kann eben nicht darin bestehen, daß eine Seite siegt, nur gemeinsam können sie zu einer Lösung kommen. Ehe dies möglich ist, muß die Einsicht beider Seiten kommen, daß sie durch den Kampf mit der Gegenseite in den eigenen Schatten stürzen! Schärfer formuliert heißt dies, daß sie nicht alleine siegen können, sondern mit dem Gegner sich selbst vernichten würden, weil dann lediglich ihr Schatten übrig bliebe.

Dies ist die nächste, wichtige Phase im dialektischen Prozeß: **Die Einsicht *beider*, daß sie durch den Kampf mit dem Gegner in den eigenen Schatten stürzen!** Wiederum ist es ganz wichtig, daß diese Einsicht auf beiden Seiten erfolgt und zugleich öffentlich wird; andernfalls muß der Prozeß wieder von vorne beginnen.

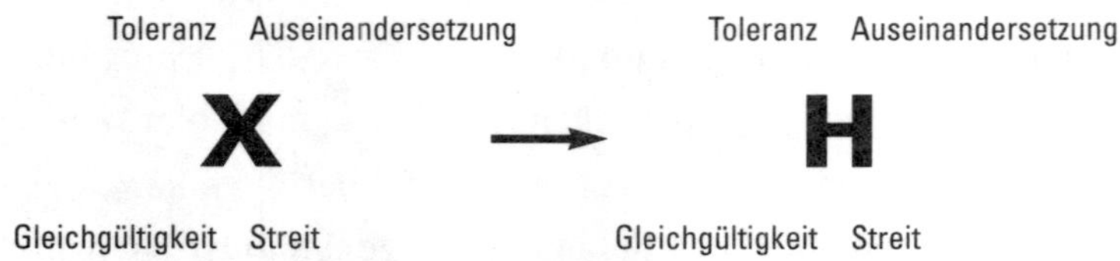

Ist diese Einsicht auf beiden Seiten gesichert, dann kann der Prozeß in die nächste Phase treten: Die beiden Seiten werden erkennen, daß der **Kampf gegen den eigenen Schatten** erfolgen muß, nur so kann eine harmonische Vereinigung (eine Synthese) des dialektischen Begriffspaares angestrebt werden, nur so kann der Widerspruch aufgehoben werden. Die Schattenbegriffe stehen ja im Entweder-Oder-Verhältnis und verlangen geradezu nach Elimination einer Seite, nach einer Richtig-Falsch-Entscheidung. Soll sie vermieden werden, müssen sie *beide* unterdrückt werden, und das ist nur möglich, wenn die Parteien dies mit ihrem eigenen Schatten tun, weil sonst die HX-Verwirrung wieder auflebt.

An dieser Stelle des dialektischen Prozesses tut eine Rückbesinnung auf die Ausgangslage gut. Toleranz und Auseinandersetzung standen einander entgegen. Trotz des Widerspruches sollte keine Seite untergehen. Toleranz – für sich allein genommen – stürzt ab in die Gleichgültigkeit. Auseinandersetzung – für sich allein behauptet – wird bald zum Streit.

Der Sinn der Toleranz liegt in der Anerkennung des anderen, auf daß echte Auseinandersetzung möglich wird. Der Sinn der Auseinandersetzung liegt in der Anerkennung des anderen, auf daß Toleranz geübt werden kann.

Auseinandersetzung kann nie vom Streit scharf abgegrenzt werden, der Übergang ist fließend.[20] Während Auseinandersetzung – Aus-einander-Setzung – darauf zielt, den eigenen Standpunkt darzustellen und auf den anderen zu achten, will der Streit den eigenen Standpunkt auf Kosten des anderen durchsetzen. Kampf gegen den eigenen Schatten heißt also, bei jeder Auseinandersetzung darauf zu achten, ob sie in Streit umschlägt, und sich rechtzeitig zurückzunehmen, ehe irreparabler Schaden entstanden ist.

Toleranz kann nie von Gleichgültigkeit scharf abgegrenzt werden, der Übergang ist fließend. Während Toleranz darauf zielt, den anderen Standpunkt bestehen zu lassen, um ihn kennenzulernen und vielleicht daran zu wachsen, will Gleichgültigkeit alles Beliebige zulassen, ohne davon berührt zu werden. „Du hast deine Meinung, ich die meine, wasch mir den Pelz, aber mach mich nicht naß“ könnte der Volksmund dazu sagen.

Kampf gegen den eigenen Schatten verlangt von der Toleranz dasselbe wie von der Auseinandersetzung: zu sorgen, daß der andere Standpunkt beachtet wird! Damit nähern die beiden Seiten einander an und bemerken, daß sie im Grunde am selben Strang ziehen, weil ihr Weg aus verschiedenen Richtungen auf dasselbe Ziel zustrebt. Nunmehr kann eine ausgewogene Balance – freilich ähnlich dem dynamischen Gleichgewicht

---

20 Eine ausführlichere Diskussion in anderem Zusammenhang findet sich in: Herbert Pietschmann, Gott wollte Menschen. Ibera Verlag, Wien (1999), S.33.

einer Balkenwaage – angestrebt werden. Ob wir dies eine Synthese nennen wollen, ist dabei gar nicht mehr so wesentlich. Wichtig ist die Zustimmung der Betroffenen! Sowohl die Vertreter der Toleranz als auch die der Auseinandersetzung müssen die Gemeinsamkeit trotz des Gegensatzes anerkennen.

Erst wenn wirklich klar geworden ist, daß Toleranz auch heißt, den anderen Standpunkt zuzulassen, um sich mit ihm auseinanderzusetzen, und daß Auseinandersetzung auch will, der andere Standpunkt möge bestehen bleiben, ist etwas Neues entstanden. Erst dann ist der dialektische Prozeß zu seinem Ende gelangt. Freilich, die Synthese oder die Balance der beiden Seiten ist nie stabil; jederzeit kann sie entweder durch einen Rückfall in die HX-Verwirrung oder durch ein neues Element ins Wanken gebracht werden. Die Zustimmung der Betroffenen muß beständig eingeholt und gesichert werden. Dies gilt aber für alle lebendigen Erscheinungen in unserer Welt.

Die Phasen des dialektischen Prozesses

1. Die Aporie wird erkannt

2. HX-Verwirrung: Kampf gegen den Schatten der jeweils anderen Seite.

3. Einsicht ***beider***, daß sie durch den Kampf gegen den Schatten der anderen in den eigenen Schatten stürzen

4. Einsicht ***beider***, daß der wahre Gegner der eigene Schatten ist.

5. Synthese oder Balance der beiden Seiten: **H**-Lage.

Lust am Lernen

Wir haben nun den dialektischen Prozeß am ersten Beispiel eines widersprüchlichen Begriffspaares, das uns begegnet ist, kennengelernt. Ehe wir das gewonnene Denkmodell auf andere, wichtige Aporien anwenden, wollen wir zur Vertiefung das zweite Beispiel besprechen, das wir erwähnt haben, die Maieutik des Sokrates.

Erinnern wir uns des Widerspruches zwischen Menon und Sokrates, den wir im Kapitel „Platon und die Dialektik" in These und Antithese gefaßt haben. Hier wollen wir ihn durch ein dialektisches Begriffspaar darstellen; es geht doch um die Frage, ob Lernen durch einen Lehrer (also durch Lehren) erfolgen soll oder ob der Schüler nur selbst lernen kann. Das Begriffspaar wäre also

Lehren ↔ Selbstlernen

Fragen wir nun nach den Schattenbegriffen. Als Sokrates den Menon bat, ihn über „Tugend" zu belehren, da wurde Menon doch gerade durch Sokrates' wahre Wißbegierde und sein Eindringen-Wollen in die Problematik aus der Bahn geworfen. Hätte Sokrates einfach den Ausführungen des Menon gelauscht, um sie sich zu merken und später wiedergeben zu können, wäre der Lernprozeß zwar „gelungen", aber wegen seiner Oberflächlichkeit ohne wahre Folgen geblieben. Bloßes Merkwissen kann – vielleicht von wenigen Ausnahmen abgesehen – niemals die Grundlage für wahres Lernen sein.

Wir haben also den Schatten des Lehrens gefunden, es ist die bloße Aneignung von Merkwissen, der sogenannte „Lehr-Stoff" (welch schreckliches Wort!).

Lehren

I

Merkwissen sammeln

Während der Revolutionszeit des Jahres 1968 wurde – neben anderem – die Lern-Aporie besonders häufig zum Streit-Thema. Damals kursierte ein Witz, wonach in einer fortschrittlichen Schule der Lehrer beim Betreten der Klasse „Guten Morgen“ wünscht, die Schüler auf ihren Plätzen sitzend ebenfalls „Guten Morgen“ sagen und man gemeinsam die Arbeit beginnt. In einer weniger fortschrittlichen Schule erheben sich die Schüler nach dem Gruß des Lehrers und sagen im Chor „Guten Morgen“; und in einer Schule alten Typs bleiben die Schüler stumm sitzen und schreiben in ihre Hefte „Guten Morgen“.

Dieser Witz deutet freilich schon die beginnende HX-Verwirrung an, richtet er sich doch deutlich gegen das sture Nachahmen dessen, was vom Lehrer kommt. Es wundert also nicht, daß auch die Vertreter der alten Schule kämpferisch wurden und die Versuche der „Neuen Pädagogik“ mit dem Begriff „Quatschbude“ belegten. Damit ist auch schon der Schattenbegriff des Selbstlernens gefunden; wir wollen ihn etwas weniger kämpferisch als bloße Spielerei bezeichnen.

Selbstlernen

I

Spielerei

Wer sich an nichts und niemandem orientiert, wird wirklich schnell in die Isolation fallen und nach Lust und Laune nur mehr das „selbst lernen“, was gerade Spaß macht. Das ganze **H** sieht daher so aus:

Lehren	Selbstlernen
H	
Totes Merkwissen	Spielerei

Manchmal kann es schwierig sein, die Schatten der beiden Begriffe zu formulieren. Es hilft dabei, wenn wir jeweils einen der Begriffe isolieren und den dialektischen Gegenbegriff völlig ausklammern. Dann fällt der Begriff wie von selbst in seinen Schatten. Lehren ohne jede Selbstbeteiligung der Lernenden kann nur zu totem Merkwissen führen, und der Versuch, ohne jegliche äußere Hilfe nur selbst zu lernen, führt schnell zur Spielerei.

Die HX-Verwirrung haben wir ja schon angesprochen. Weitere Kampfwörter sind dabei „Frontal-Unterricht" auf der einen und „Zeitvergeudung" oder „unernste Gefühlsduselei" auf der anderen Seite.

Eine Synthese in dieser Dialektik kennen wir ja schon[21], es ist die Maieutik, die Kunst, jemandem beim Selbstlernen zu helfen. „Facilitator of learning" (Lernhelfer) hatte Carl Rogers Personen genannt, die diese Einstellung verwirklichen wollen. Aber ehe die H-Lage erreicht werden kann, muß der dialektische Prozeß durchlaufen werden. Carl Rogers mußte sich eingestehen, „daß ich das Interesse daran verloren habe, ein Lehrer zu sein".[22] Er hatte damit den eigenen Schatten als den eigentlichen Feind diagnostiziert. Die andere Seite muß dies aber auch erreichen, sich von bloßer Spielerei distanzieren. Wenn – wie wir eingangs dieses Buches beschrieben haben – die beiden Seiten „in einer Brust" vereint sind, ist dies eher zu bewerkstelligen, als wenn sich zwei gesellschaftliche Gruppierungen entgegenstehen. Daher ist in unserem Bildungswesen trotz vieler

21 Siehe Kapitel „Platon und die Dialektik"
22 Carl Rogers, loc.cit., S.154

Ansätze noch immer recht wenig von diesem dialektischen Prozeß zu spüren, die HX-Verwirrung scheint mir nach wie vor zu dominieren. Zaghafte Versuche, die dritte Phase einzuleiten, fallen allzuschnell in die HX-Verwirrung zurück.

Bei großen, gesellschaftlichen Prozessen ist dies verständlich, wenn auch nicht zu entschuldigen. Sie spielen sich in historischen Zeiträumen ab, die von einer einzigen Generation schwer zu überschauen sind. Wenden wir uns daher noch einmal Aporien zu, die in Kleingruppen oder gar unter wenigen Personen auftauchen, und fragen wir, wie der zu erwartende dialektische Prozeß am besten gesteuert werden kann. Wir haben ja im Kapitel „Ein Widerspruch als Quelle der Entwicklung" betont, daß strategische Entscheidungen einen solchen Prozeß und seine vernünftige Steuerung erfordern.

Zuhören, um zu hören!

Stellen Sie sich bitte vor, Sie wären verantwortlich für eine Gruppe von Menschen, als Vorgesetzte, als Älteste oder einfach als Ratgeber. Wie sollten Sie sich verhalten, wenn in dieser Gruppe eine Aporie aufbricht, die eine strategische Entscheidung, also einen dialektischen Prozeß erfordert? Wir wollen annehmen, daß Sie selbst nicht emotional an eine Seite des Konflikts gebunden sind, daß Sie also frei sind, den Prozeß zu steuern.

Keinesfalls dürfen Sie selbst entscheiden, das hieße ja, die strategische Entscheidung fälschlich für eine taktische zu halten! Die Zustimmung der Betroffenen muß das Ziel bleiben und das ist nur nach dem Weg durch alle Phasen des Prozesses zu erreichen. Für Sie – sozusagen als Managerin oder Manager des Prozesses – gilt es zunächst nur, mögliche Fehlentwicklungen in jeder Phase zu vermeiden.

In der **1. Phase** geht es darum, die Aporie anzuerkennen, also den Konflikt als solchen anzunehmen. Das ist in unserer eher konfliktscheuen Kultur oft gar nicht leicht. Als vor einigen Jahren in meiner Fakultät ein Konflikt brannte, der Gerichte beschäftigte und über den sogar die Medien berichteten, wurde ich gebeten, zur Bereinigung beizutragen. Da ich aber anstatt der erhofften Beschwichtigung einfach sagte, zunächst müßten wir die Konfliktsituation als solche akzeptieren, waren viele unangenehm berührt und versuchten, meine Worte abzuschwächen und umzuinterpretieren.

Verdrängung ist noch immer ein beliebter Versuch, mit Aporien umzugehen. Wer aber zu lange verdrängt, läuft Gefahr, die folgende HX-Verwirrung umso heftiger ausbrechen zu lassen. Als einer meiner Mitarbeiter zum Traualtar schritt, da sagte ich ihm, es würden nun schöne, zunächst konfliktfreie Tage (oder Wochen) folgen. Dann aber solle er nicht der Versuchung erliegen, diese Zeit möglichst lange auszudehnen; vielmehr gelte es, aufkeimende Konflikte so rechtzeitig zu erkennen und zu bearbeiten, daß sie keine irreparablen Schäden hinterlassen können.

Die Aufgabe von Konfliktmanagern in der ersten Phase des Prozesses ist also scheinbar destruktiv: Der Konflikt muß deutlich gemacht werden, auch wenn das bedeutet, ihn anzuheizen, denn er soll nicht mehr verdrängt werden.

Wenn der Konflikt „auf dem Tisch" ist, wenn er also nicht mehr verleugnet werden kann, dann tritt er von selbst in die **2. Phase**, die HX-Verwirrung. Dazu bedarf es zunächst keines Beitrages von außen. Nun aber ist zu vermeiden, daß eine der beiden Seiten den Streit gewinnt, weil die andere nachgibt und sich unterordnet. Wir setzen ja voraus, daß es sich um eine strategische Entscheidung handelt, der eine echte Aporie zugrunde liegt. So unangenehm dies sein mag, Aufgabe von Konfliktmanagern in der Phase der HX-Verwirrung ist es, die jeweils schwächere Seite zu unterstützen. (Dies kann rasch den

Ruf eines „Verräters“ einbringen, wenn die Seiten mehrmals gewechselt werden.)

Konfliktmanager sollten dabei vermeiden, mit der gerade schwächeren Seite *inhaltlich* identifiziert zu werden, dies erschwert den Wechsel zur anderen Seite, wenn er notwendig wird. Es genügt ja, die stärkere Seite darauf aufmerksam zu machen, daß sie die Argumente ihrer Gegner gar nicht hört, geschweige denn darauf eingeht. Man kann auch – wie Sokrates – der stärkeren Seite recht geben und sie auf die Konsequenzen aus ihren Argumenten aufmerksam machen.

Letztes Ziel in dieser Phase ist freilich, die HX-Verwirrung aufzuheben und in die nächste Phase überzuführen. Dazu ist erforderlich, daß die Konfliktpartner ihren eigenen Schatten als solchen erkennen. Dies wird erreicht, wenn sie nicht nur selbst angreifen, sondern auch auf die Argumente der Gegner hören. Das scheint ganz natürlich und einfach, stellt sich aber als wesentliche Hürde heraus. Wer angegriffen wird und sich zu verteidigen hat, denkt meist nur an die Formulierung seiner Gegenargumente und hört nicht wirklich, was der Gegner sagt.[23]

Konfliktmanager müssen also im Verlauf der HX-Verwirrung – wenn gesichert ist, daß keine Seite nachgibt – dafür sorgen, daß die Argumente der Gegenseite gehört und verstanden werden. Etwa indem sie ersuchen, diese Argumente zu wiederholen und sie zurechtrücken, wenn sie falsch gehört worden sind. Es ist immer wieder erstaunlich, wie unterschiedlich sein kann, was eine Seite sagt und die andere hört! Eine der wichtigsten Grundregeln in jeder Kommunikation ist wohl die: Wenn Menschen miteinander sprechen, ist das, was der eine sagt und der andere hört, niemals dasselbe. Und in der

---

[23] Ich habe mir daher auferlegt, bei Kritik nicht zu entgegnen, sondern bestenfalls allgemein zu antworten wie etwa: „Ich werde darüber nachdenken.“ Nur so kann ich wirklich hören, was mir gesagt wird!

Phase der HX-Verwirrung kann das Gehörte sogar das Gegenteil des Gesagten sein!

Wenn es gelingt, daß beide Seiten die Argumente ihrer Gegner wenigstens halbwegs richtig hören, dann kann die **3. Phase** beginnen. Denn das Erkennen des eigenen Schattens führt zumindest zur Nachdenklichkeit über die Ausgangsposition und schließlich zu deren Weiterentwicklung. In dieser Phase ist die Aufgabe von Konfliktmanagern besonders delikat! So wie in der ersten Phase ist sie nämlich wieder scheinbar destruktiv; solange nur eine Seite verstanden hat, daß sie durch den Kampf in den eigenen Schatten stürzt, muß weitergestritten werden, bis diese Einsicht auch auf der anderen Seite erreicht ist! Erst dann ist der Weg frei in die vierte Phase des Prozesses, und bis dahin müssen Konfliktmanager den scheinbaren Fortschritt des Prozesses verhindern.

Auch in der **4. Phase** geht es wieder darum, daß *beide* Seiten erkennen, ihr Gegner ist der eigene Schatten und liegt nicht auf der anderen Seite. Wenn nämlich eine Seite diese Einsicht verkündet, ehe die andere so weit ist, dann wird diese erleichtert aufatmen und sagen: „Seht, das haben wir euch schon von allem Anfang an beibringen wollen!“ Damit fällt der Prozeß zurück in die erste Phase. Aufgabe von Konfliktmanagern ist es also, genau darauf zu achten, daß *beide* Seiten erkennen, ihr Gegner sei der eigene Schatten. Bis zu dieser beiderseitigen Einsicht muß der Konflikt aufrechterhalten werden. Die Schwierigkeit dabei kann sein, zu unterscheiden, ob die Einsicht wahrhaft gelungen ist oder ob sie nur aus taktischen Gründen vorgetäuscht wird.

Bei größeren Gruppen kommt noch ein wesentliches Hindernis hinzu, das solche Prozesse oft lähmend lange aufrechterhalten kann: Die Einsicht wird nicht von allen Teilnehmern zugleich erreicht! Welche Reaktionen dieses zusätzliche Problem erfordern kann, wollen wir im zweiten Teil des Buches an konkreten Beispielen besprechen. (Im Kapitel „Dissidenten, Extremisten, Terroristen“).

Wenn es gelingt, die vierte Phase abzuschließen, dann ist die Aufgabe der Konfliktmanager erledigt; die **5. Phase** kann den Betroffenen selbst überantwortet werden, sie müssen ja zustimmen zu dem Neuen, das am Ende des Prozesses zustandegekommen ist. Konfliktmanager können bereit sein, zu helfen, wenn sie darum gebeten werden, aktiv eingreifen sollten sie nicht mehr. Es geht ja nunmehr darum, die neue H-Lage umzusetzen und zu organisieren, und das muß den Betroffenen selbst überantwortet bleiben.

Aufgabe von Konfliktmanagern

1. Phase:	Den Konflikt aufdecken
2. Phase:	Unterstützen der jeweils schwächeren Seite; achten, daß die Argumente der Gegenseite gehört und verstanden werden.
3. Phase:	Schatten deutlich machen; achten, daß *beide* Seiten den eigenen Schatten erkennen.
4. Phase:	Achten, daß der eigene Schatten als Gegner auf beiden Seiten zugleich öffentlich wird; zurückhalten dieser Erkenntnis, solange sie nur auf einer Seite erfolgt.
5. Phase:	Beistand nur mehr auf Anfrage.

Das Gefangenen-Dilemma

Wir haben mehrfach betont, daß die Einsicht in die Gefahr des eigenen Schattens auf beiden Seiten des Konfliktes gleichzeitig öffentlich werden muß. Dies erfordert unter anderem Vertrauen in die Wahrhaftigkeit des Gegners. Wenn eine der beiden Seiten diese Einsicht vortäuscht, um den Gegner in eine Falle zu locken und damit zu unterwerfen, kann viel Erarbeitetes zunichte gemacht werden; der Prozeß muß wieder von vorne beginnen.

Ein solcher Verrat ist freilich verlockend; Sieg auf Kosten des anderen, anstatt gemeinsam durch Vertrauen zu gewinnen, mag als einfacherer Weg erscheinen, führt aber letztlich zum Verlust auf beiden Seiten, denn eine echte Aporie läßt sich nicht durch Entweder-Oder, also den Sieg einer Seite, auf Dauer lösen.

Für diese Verlockung, durch Verrat scheinbar zu gewinnen, gibt es in der Spieltheorie ein einfaches Modell, das alle Facetten des Problems darstellt. Es heißt „Gefangenen-Dilemma", denn es wird am besten an einem Paar von Gefängnisinsassen demonstriert. Darnach hat dieses Paar einen bewaffneten Raubüberfall ausgeführt, für den jeder der beiden 20 Jahre Haftstrafe bekäme, wenn man die Tat beweisen könnte. Dazu fehlen aber die Indizien, beweisbar ist lediglich illegaler Waffenbesitz, für den aber höchstens drei Jahre Haft vorgesehen sind.

Der Untersuchungsrichter verordnet getrennte Haft, sodaß die beiden nicht kommunizieren können. Er schlägt nun jedem der beiden – ganz symmetrisch – vor, als Kronzeuge zu fungieren[24], den Raubüberfall zu gestehen und dadurch freizugehen, wobei der jeweils andere dann 20 Jahre Haftstrafe erhält – wenn er sich nicht auch als Kronzeuge zur Verfügung stellt!

24 Kronzeugen-Regelungen gibt es nicht in allen Ländern, das Modell stammt aus den USA.

Völlig symmetrisch sieht sich jeder der beiden vor folgender Wahl: Er kann schweigen, läuft dabei aber Gefahr, 20 Jahre zu bekommen, wenn der andere zum Verräter wird. Er kann selbst verraten, läuft aber dabei Gefahr, trotzdem 20 Jahre zu bekommen, wenn der andere auch verrät und es daher keinen Kronzeugen, sondern einfach ein Geständnis gibt. Freilich ist die Verlockung groß, denn wenn der andere nicht verrät (wenn er also vertraut), dann geht er frei, auf Kosten des Schweigenden.

Die beste Lösung für beide aus der Sicht eines Dritten ist ganz klar: Sie sollten beide schweigen und drei Jahre Haft absitzen. Die wahrscheinlichste Lösung ist leider die, daß keiner der beiden dem anderen vertraut, beide auf Sicherheit gehen und zum Verräter werden, jeder also 20 Jahre Haft erhält.

Das Gefangenen-Dilemma ist ein einfaches, aber deutliches Beispiel, wie individuelle Emotionen und Verlockungen einem gemeinsamen Ziel entgegenstehen können, auch wenn die Logik ganz klar einen besten Weg vorzeichnet, der aber Vertrauen erfordert. Wenn es sich nicht nur um zwei Mitspieler handelt, wenn die Gruppe der Beteiligten viel größer ist, dann wächst im allgemeinen auch die Versuchung, als einzelner Verräter auszubrechen und dadurch zu profitieren. Beispiele können beliebig angegeben werden, etwa die Werbungskosten einer bestimmten Branche, die sofort ein vernünftiges Maß überschreiten, wenn ein einzelner meint, durch Erhöhung seines Werbebudgets auf Kosten aller anderen profitieren zu können. Oder die Problematik eines Moratoriums, wenn etwa alle Länder der Welt übereinkommen, auf bestimmte Waffengattungen (chemisch, biologisch oder nuklear) verzichten zu wollen, dann steigt die Versuchung für einen Ausbrecher enorm, weil er dann als einziger über den Schrecken verfügen kann. Ähnliches gilt freilich auch für die mögliche Selbstbeschränkung der Forschung, etwa auf dem Gebiet der Gentechnologie. Wir werden im zweiten Teil des Buches darauf noch näher eingehen müssen. (Im Kapitel „Freiheit der Wissenschaft“).

„Meistens wiegt ein Lot Wille mehr als ein Zentner Einsicht und Überzeugung“ hatte Schopenhauer gesagt, aber für logisch orientierte Menschen ist das offenbar schwer nachzuvollziehen. Douglas R. Hofstadter[25], damals Redakteur der angesehenen Wissenschaftszeitschrift „Scientific American“, wollte es nicht glauben; er meinte, wirklich intelligente Menschen müßten doch die Logik über persönliche Emotionen und Versuchungen siegen lassen, und er wollte es beweisen. Also wählte er 20 Personen, die sich durch wissenschaftliche Erfolge ausgezeichnet hatten, und schrieb ihnen einen Brief mit folgender Botschaft: Sie mögen bitte nicht versuchen, mit mutmaßlichen Mitspielern Kontakt aufzunehmen, sollen möglichst umgehend eine einfache Rückantwort senden, die nur entweder „Vertrauen“ oder „Verrat“ angeben solle.

Die Zeitschrift Scientific American setzte US$ 1.140,- aus, die zur Gänze an die 20 Mitspieler verteilt würden, falls sich alle 20 für „Vertrauen“ entschieden; jeder sollte in diesem Falle also US$ 57,- erhalten. Wenn nur ein Einziger für „Verrat“, alle übrigen aber für „Vertrauen“ plädierten, dann erhielte der Einzel-Verräter US$ 95,- und die übrigen je US$ 54,-. Je mehr von ihnen „Verrat“ meldeten, umso kleiner wurde der „Gewinn“; wenn sich alle für „Verrat“ entschieden, erhielten sie nur mehr je US$ 19,-.[26]

Offensichtlich ist dieses Spiel dem einfachen Gefangenen-Dilemma treu nachempfunden und sollte bei den Beteiligten ähnliche Emotionen wecken. Douglas R. Hofstadter hatte gehofft und erwartet, daß sich alle oder fast alle für „Vertrauen“ entscheiden würden, um so das Beste für die Gemeinschaft zu erreichen. Umso enttäuschter war er, als die ersten Antworten eintrafen und für „Verrat“ plädiert hatten. Nach einigen solchen

25 Autor des Bestsellers „Gödel, Escher, Bach“

26 Die Berechnung dieser Summen kann nachgelesen werden in Douglas R. Hofstadter: Metamagical Themas. Scientific American, Juni 1983, S.14

Antworten kamen auch welche mit „Vertrauen“, aber – wie Hofstadter traurig anmerkt – „aus den falschen Gründen“. Einer kommentierte seine Entscheidung mit den Worten: „Ich wäre lieber derjenige, der die Brooklyn Bridge kauft, als der, der sie verkauft!“, und ein anderer meinte: „Ich möchte nicht in einer Zeitschrift mit weltweiter Verbreitung als Verräter genannt werden!“

Was mich dabei erstaunt, ist nicht die Verteilung der Antworten, sondern die Realitätsverweigerung von Douglas R. Hofstadter und manchem anderen Verstandesmenschen, die offensichtliche Aporien einfach verleugnen. Solche Menschen stehen einem beginnenden dialektischen Prozeß hilflos gegenüber, weil sie in der Phase der HX-Verwirrung auf dem Entweder-Oder beharren und nach Sieg oder Niederlage streben, weil das dritte Axiom Aristotelischer Logik jede andere Möglichkeit ausschließt.

Wir wollen uns im folgenden zweiten Teil des Buches mit ganz konkreten Aporien und dialektischen Begriffspaaren befassen, auch um jenen Menschen beizustehen, die schon erkennen, daß das 21. Jahrhundert nicht mehr ohne lebendige Zuwendung zu dialektischen Prozessen auskommen wird. Logik und Dialektik bilden selbst ein dialektisches Paar, das nach Aufhebung des Widerspruches verlangt und nicht nach Entweder-Oder, bei dem die Logik siegen müßte; denn eine Welt, geprägt vom abendländischen Denkrahmen der Neuzeit, hat sich schon bewährt, ihre Weiterentwicklung zu einer Vielfalt von Denk- und Entscheidungsformen ist zwar – wie ich meine – unerläßliche Forderung der Zeit, muß aber erst geleistet werden, um als anerkannte Wirklichkeit bestehen zu können.

ZWEITER TEIL

ANWENDUNGEN UND BEISPIELE

EINHEIT und VIELFALT

Ein dialektisches Begriffspaar, das im Zusammenleben von Menschen und bei Konflikten immer wieder auftaucht, ist das von Einheit und Vielfalt. Dicke Bücher wurden zu diesem Thema verfaßt[27], dennoch bleibt es eine offene Aufgabe, in konkreten Situationen eine Synthese zu finden.

Nicht immer wird der Gegensatz von Einheit und Vielfalt als Aporie empfunden. Auch die Logik und ihre Organisationsstruktur haben eine Lösung anzubieten, die Hierarchie[28]. Allerdings ist der Weg zu dieser Lösung – wie immer innerhalb des abendländischen Denkrahmens der Neuzeit – die Elimination der Widersprüche, nicht ihre Synthese! Wer wollte bestreiten, daß hierarchische Systeme erfolgreich sein können! Sie leben von all den Vorteilen, die wir im Kapitel „Es hilft auch, wenn man nicht dran glaubt" zusammengetragen haben, aber um den Preis, die zugehörigen Nachteile in Kauf nehmen zu müssen; Zustimmung der Betroffenen, emotionale Beteiligung sind dabei nicht erforderlich. Wir werden bei der Untersuchung dialektischer Begriffspaare noch mehrmals auf hierarchische Lösungsversuche stoßen, bieten sie sich doch häufig als Alternative an, die einerseits stolz auf ihre Widerspruchsfreiheit verweisen kann, andererseits aber auf die Zustimmung der Betroffenen verzichtet.

---

27 Z.B. Einheit und Vielfalt. Hrsg. Ulrich B. Stoll, Festo AG, Esslingen (1997)

28 für eine philosophische Durchleuchtung der Hierarchie siehe Gerhard Schwarz: Die „Heilige Ordnung" der Männer, 3. Aufl. Westdeutscher Verlag, Wiesbaden (2000)

Wir wollen uns nun jenen Versuchen zuwenden, die die Aporie anerkennen und den Widerspruch nicht eliminieren, sondern „aufheben“ wollen. Um die Prozesse, die beim Ringen um eine Lösung dieser Aporie durchlaufen werden müssen, zu verstehen, wollen wir zunächst die beiden Schattenbegriffe finden. Dazu folgen wir dem Hinweis aus dem Kapitel „Lust am Lernen“ und setzen jeweils einen der Begriffe absolut, indem wir den anderen ausklammern.

Streben nach Einheit ohne jede Vielfalt führt zur Uniformität!

Streben nach Vielfalt ohne Rücksicht auf die Einheit wird zur Beliebigkeit!

Damit haben wir das anzustrebende **H** gefunden:

Vielfalt Einheit

H

Beliebigkeit Uniformität

Aber zuvor kommt die HX-Verwirrung, der Kampf zwischen Vertretern beider Seiten.

Vielfalt Einheit

X

Beliebigkeit Uniformität

Bei einer Diskussionsrunde im Fernsehen, die sich mit dieser Dialektik befaßte, eröffnete ein Vertreter der Vielfalt den Streit mit den Worten: „Das Gegenteil von Vielfalt ist Einfalt.“ Deutlicher läßt sich die HX-Verwirrung wohl nicht mehr darstellen!

Es wäre nicht sehr sinnvoll, nun die Stufen des dialektischen Prozesses abstrakt durchzuspielen, denn im Gegensatz zur Logik bedarf die Dialektik ja immer der emotionalen Beteiligung, und dazu brauchen wir konkrete Beispiele.

Die Einigung Europas

Ich bin glücklich, in einer Zeit leben zu dürfen, die eine historische Wende im Einigungsprozeß großer Staatengebilde versucht! Bisher war dabei immer der Denkrahmen der Logik zugrunde gelegt, in Europa wird erstmalig versucht, eine Einheit zu erzielen, die auf die Vielfalt nicht verzichtet.

Jede große politische Vereinigung muß sich auf eine Verfassung und geschriebenes Recht stützen. Eindeutigkeit und Widerspruchsfreiheit sind dabei vorausgesetzt. Daher war *bisher* auch immer selbstverständliche Bedingung, es müsse *eine* verbindliche Sprache geben, in der die Verfassung und die Gesetze authentisch zu formulieren sind. Wenn nämlich die Gesetze in zwei (oder mehreren) Sprachen verbindlich formuliert sind, ist der logische Denkrahmen schon gesprengt! Denn Sprachen lassen sich nicht immer eindeutig ineinander übertragen, und so kann es zu Konflikten kommen, bei denen sich eine Partei zum Beispiel auf die englische, die andere auf die französische Version eines Gesetzes bezieht. Sie können beide recht haben und doch in Widerspruch geraten, eine klassische Aporie!

Das Rechtswesen, das solche Möglichkeiten bisher nicht in Betracht nahm, muß daher eine neue Form der Rechtsprechung für diese Fälle entwickeln, es muß den Denkformen außerhalb des abendländischen Denkrahmens der Neuzeit erst gerecht werden.

In den „Vereinigten Sozialistischen Sowjet-Republiken“ (USSR) war die Rechts-Sprache erzwungenermaßen das Russische, in den „Vereinigten Staaten von Amerika“ (USA) nach einer Abstimmung, in der das Deutsche nur knapp unterlegen war, das Englische.*

Wir sehen schon an diesen Beispielen, wie das Ausgrenzen der Vielfalt die Einheit in Uniformität verwandelt. Daß es sich dabei um den besprochenen „Sturz in den eigenen Schatten" handelt, erkennen wir etwa an dem vielzitierten Satz vom „Schmelztiegel Amerika", der allerdings meist als erfolgreiches Beispiel mit Stolz zitiert wird. Ein Präsident der USA sprach davon beim Staatsbesuch in Moskau, um den amerikanischen Weg dem sowjetischen entgegenzustellen, bei dem die Uniformität ja nicht so freiwillig angenommen worden war. Daraufhin bemühten sich Vertreter der Ureinwohner Amerikas, der sogenannten Indianer, um einen Empfang in Moskau; sie wollten darauf hinweisen, daß sie vom Schmelztiegel ausgeschlossen waren. Logische Lösungen haben immer ihre Grenzen, und was nicht innerhalb des Rahmens liegt, wird „ausgegrenzt".

Freilich sehen wir an diesen Beispielen, daß auch im Bereich logischer Systeme die Zustimmung der Betroffenen Gewinn bringt. Der Zerfall der Vereinigten Sozialistischen Sowjet-Republiken seit 1989 war doch Folge des zynischen Verzichts auf diese Zustimmung.

Die erste Hälfte des 20. Jahrhunderts war gezeichnet von den beiden Weltkriege und dem unfaßbaren Wahnsinn, der damit verbunden war. Nichts kann die Greueltaten verständlich machen oder gar entschuldigen. Wenn die Geschichte – auch in ihrer schlimmsten Abartigkeit – dennoch Sinn haben soll, dann wohl nur den, daß damit endgültig festgeschrieben worden ist, in Europa darf die Einheit nie mehr ohne Vielfalt angestrebt werden. Keine Sprache, keine Nation darf sich als Führungsmacht verstehen, der Einigungsprozeß muß die Phasen der Dialektik durchlaufen.

---

* Siehe dazu Patrick LeMont Schmidt: Die amerikanische und die deutsche Wirtschaftskultur im Vergleich. 4.Auflage, Hainholz Verlag, Göttingen (2002), S.88

Wenn manchmal Klagen laut werden, daß der Prozeß der europäischen Einigung so schwerfällig und schleppend verläuft, daß so oft um scheinbar nebensächliche Kleinigkeiten gestritten wird, dann erinnere ich gerne an die Dimension des Problems, dessen Lösung erarbeitet werden muß. Es geht darum, einen gewaltigen dialektischen Prozeß zu durchlaufen, und da hat die HX-Verwirrung wesentlich zur Klärung der Standpunkte beizutragen. „Zentralismus in Brüssel" und „Eigenbrötelei der Mitgliedsländer" wird von den Vertretern der Vielfalt und der Einheit den jeweils anderen vorgeworfen. Solange die Vorwürfe von beiden Seiten etwa gleich stark vorgetragen werden, sind wir auf gutem Wege. Neue Begriffe, wie etwa das „Subsidiaritäts-Prinzip", sind bei diesem Kampf entwickelt worden.

Das Vetorecht selbst der kleinsten Mitglieder steht für das Prinzip der „Zustimmung der Betroffenen". Vermutlich wird es nicht immer beibehalten werden, aber es darf erst verlassen werden, wenn der Übergang in die nächste Phase des dialektischen Prozesses am Horizont erkennbar wird; der Rückfall in die Grundaporie und die Notwendigkeit eines Neubeginns droht in diesem Fall jenen, die zu eilig vorgehen wollen.

Wenn von Europäern die Uniformität in den Vereinigten Staaten von Amerika mit gewissem Recht bekrittelt wird, dann wird dabei gerne übersehen, daß die einzelnen Staaten durchaus eigenständige Rechte behalten haben. Verkehrsregeln wie etwa die Geschwindigkeitsbegrenzungen, ja auch das lokale Steuersystem können sich von Staat zu Staat ändern und erfordern die Anpassung der Reisenden. Wir wären schlecht beraten, wollten wir in Europa jene Vielfalt der Einheit opfern, die sogar in einem logischen System der Vereinigung noch aufrecht erhalten wird.

Durch mehr als drei Jahrhunderte hat der logisch-naturwissenschaftliche Denkrahmen im Abendland Ernte eingebracht und Erfolge erzielen lassen. Es fällt uns daher schwer, auch andere Denkformen, wie die Dialektik, zuzulassen oder gar als Grundlage unseres Zusammenlebens zu wählen. Als kleine Hilfe bei diesem Prozeß des Werdens schlage ich vor[29], folgende drei **Axiome Europäischen Geistes** anzunehmen:

1. Strebe nach Einheit, ohne die Vielfalt zu behindern.
2. Strebe nach Vielfalt, ohne die Einheit zu zerstören.
3. Beachte den Widerspruch!

Das dritte Axiom weist auf die Aporie hin und könnte in einer etwas ausführlicheren Version lauten:

3. Vermeide die HX-Verwirrung, strebe nach der H-Lage.

Damit ist zugleich angedeutet, daß die beiden ersten Axiome aufeinander bezogen sind und die zwei Seiten eines dialektischen Prozesses beschreiben.

Der Sinn der europäischen Einigung muß in der Erhaltung der Vielfalt liegen, und erst die Vielfalt macht die Einheit Europas zu einem erstrebenswerten Ziel. Wenn wir so denken, wird ein geeintes Europa zum Vorbild für andere Weltgegenden werden! Davon bin ich überzeugt.

Globalisierung und kulturelle Vielfalt

Alle großen Metropolen der Welt (mit Ausnahme derjenigen Australiens) können von Europa aus mit einem Flug ohne Zwischenlandung erreicht werden. Das Internet ermöglicht die elektronische Präsenz an beliebigen Orten der Erde, und wichtige Ereignisse[30] werden vom Fernsehen sofort und unmittelbar in die meisten Wohnungen übertragen. Dadurch ist die Welt zum oft zitierten „Globalen Dorf" („global village") geworden.

Wer nicht im dialektischen Denken geübt ist, kann leicht in den Fehler verfallen, in dieser Globalisierung einen Weg zur Einheit der Welt zu sehen; ohne den Gegenbegriff der Vielfalt

29 Herbert Pietschmann: Aufbruch in neue Wirklichkeiten, loc.cit, S.215
30 Nach Art der „breaking news" des Nachrichtensenders CNN

wäre dies jedoch die Vorstellung einer Uniformität, die bestenfalls ein Zerrbild der Realität sein kann. Denn der Vielfalt der Kulturen entspricht eine Vielfalt der Denkformen, die sich meist nicht in unseren abendländischen Denkrahmen zwingen lassen. Ich möchte dies zunächst mit einigen eigenen Erlebnissen deutlich machen.

Bei einer meiner Reisen in Japan war ich zu Freunden in die Wohnung eingeladen; meine Freunde wußten, daß ich ein großer Liebhaber der Teezeremonie bin, und bereiteten eine solche in ihrem Hause vor. Ich war berührt und gab meiner Freude entsprechenden Ausdruck. Das Ergebnis war, daß mir die Hausfrau alle Utensilien für die Teezubereitung als Geschenk überreichte. Ich wollte zunächst nicht annehmen, wehrte mich aber vergeblich. Erst später lernte ich, daß der Ausdruck von Lob und Dankbarkeit über ein gewisses Maß hinaus die Angesprochenen *verpflichtet*, die bewunderten Gegenstände als Geschenk zu übergeben!

Ich hatte – ahnungslos – eine Regel übertreten und damit Handlungen ausgelöst, die wahrscheinlich beide Seiten so nicht wollten. Es ist uns ja meist nicht bewußt, daß viele Aspekte der Kommunikation zwischen Menschen kulturspezifisch geregelt sind. Dadurch kommt es beim interkulturellen Dialog immer wieder zu Mißverständnissen, die gar nicht vermeidbar sind und gerade das Gegenteil von dem bewirken, was eigentlich erreicht werden will: Sie verhindern die Verständigung, die durch unbewußte Standards ermöglicht werden sollte.

Ein solches Mißverständnis ist im persönlichen Bereich peinlich; wenn etwa Manager eine Firma vertreten, kann dies zu unabsehbaren Folgen für das Geschäft, ja für mögliche zukünftige Kooperationen führen! Sei es, daß Äußerungen oder Verhalten falsch gedeutet werden, sei es, daß ein zu unflexibles Gespräch den Eindruck erweckt, es käme wohl kaum jemals zu einer echten Verständigung, die Folgen sind meist erst erkennbar, wenn es für eine Verbesserung schon zu spät ist. Nun wäre es aber zu einfach, vorzuschlagen, Reisende mögen sich auf die jeweils andere Kultur einstellen; denn Fehler sind schon deshalb unvermeidbar, weil ein Großteil der kulturspezifischen Verhaltensweisen unbewußt bleibt und erst durch „einfühlsame Aufmerksamkeit" im nachhinein erkannt werden kann.

Interkulturelle Verständigung kann also nicht *erlernt* werden, sie will *geübt* sein, um überhaupt zustande zu kommen; sie erfordert nicht *Wissen,* sie ist eher mit *Kunst* zu vergleichen. „Lebenskunst" als „Kunst der Verständigung", denn Kommunikation im weitesten Sinn ist eine der Hauptgrundlagen alles Lebens.

Von den zahlreichen „Fehlern" (oder Lernprozessen?), die mir selbst im Fernen Osten unterlaufen sind, möchte ich noch einen besonders deutlichen erwähnen: Wir Abendländer meinen, wenn wir eine präzise Antwort erhalten wollen, müßten wir möglichst präzise und deutlich fragen. Am besten nur Fragen stellen, die mit „Ja" oder „Nein" zu beantworten sind. Wie oft habe ich erlebt, daß solche Fragen dann – vermeintlich der Deutlichkeit halber – geradezu kommandoartig mit erhobener Stimme „gebellt" werden! Nun, die Höflichkeit gebietet es einem Ostasiaten, in solchen Fällen nur mit „Ja" zu antworten, Nuancen, die damit ein „Nein" andeuten sollen, werden von uns meist nicht erfaßt.

Makoto Kikuchi, Direktor des „Sony Research Center" in Yokohama, berichtet[31] von einer Elektronik-Konferenz im Jahre 1965; einer seiner Freunde wurde nach einem Vortrag von einem amerikanischen Kollegen gefragt, ob er eine bestimmte Testmessung gemacht hätte. Er begann die Antwort mit einer notwendigen Vorbereitung, die ihm zum Verständnis unerläßlich schien. Nach wenigen Minuten unterbrach ihn der fragende

31 Makoto Kikuchi: Creativity and ways of thinking: the Japanese style. Physics Today, Sept. 1981, p.45f

Amerikaner mit den Worten: "Just answer yes or no!" (Antworten Sie einfach mit Ja oder Nein!) Makoto Kikuchi ergänzt[32]: "Dieses ‚Ja-Nein'-Problem ist oft in internationalen Konferenzen, kleinen Tagungen und sogar in privaten Diskussionen aufgetaucht, wenn japanische und westliche Wissenschaftler gemeinsam anwesend waren." Und er meint[33]: „Wir Japaner wählen oft einen ‚grauen' Weg, weder schwarz noch weiß."

Oft habe ich erlebt, daß ein Kollege in Japan in die Irre geleitet wurde, weil er *zu präzise Fragen zu scharf gestellt* hatte!

Solche Beispiele führen uns zu den Wurzeln vieler Unterschiede und den daraus folgenden Mißverständnissen; es ist die unterschiedliche Logik dieser beiden Kulturkreise, die dem Denken und Handeln zugrunde liegt! Dazu noch einmal Makoto Kikuchi, der die Sprachcharakteristik von Englisch und Japanisch folgendermaßen gegenüberstellt:

Englisch	**Japanisch**
digital	analog
logisch orientiert	emotional orientiert
lineare Strukturen	Muster[34]-Strukturen
quantitativ	qualitativ
Naturwissenschaft ist leichter	Poesie ist leichter

Wir Abendländer sind in unserem Denkrahmen gefangen, der Eindeutigkeit der Begriffe und Widerspruchsfreiheit aller Aussagen fordert; für „Grautöne" ist darin wenig Platz!

Es ist die innere Einstellung zum Widerspruch, die verschiedene Kulturen am leichtesten unterscheiden läßt. Im Abendland werden Widersprüche als Fehler oder zumindest als störend

32 This ‚yes-no' difficulty has arisen many times in international conferences, small meetings and even in private discussions when Japanese and Western scientists have been present together.

33 We Japanese often use a ‚gray' channel, neither black nor white.

34 Original: „pattern"

empfunden. Im naturwissenschaftlich-technischen Bereich hat dies auch gute Gründe. Wir aber empfinden auch im sozialen Bereich und bei der zwischenmenschlichen Kommunikation so! („Immer Entweder-Oder", sagte mir ein japanischer Freund einmal seufzend.) Dagegen ist etwa in China das Erkennen der wesentlichen Widersprüche einer sozialen Situation gleichbedeutend mit „Verstehen". Daher ist es zum Beispiel auch vollständig irreführend, wenn das buddhistische „Nirvana" mit „Nichts" übersetzt wird; ein auch nur annäherndes Verstehen wird dadurch schlichtweg verhindert! Bei einem der Kyoto Zen-Symposien erklärte mir der Zen-Meister, es gäbe das „Sein" und das „Nichts", darüber hinaus aber auch das „Absolute Nichts", das weder „Sein" noch „Nichts" sei! Unserem Verständnis bleibt dies freilich entzogen, solange wir den Satz vom ausgeschlossenen Dritten nicht überwinden können.

Nun dürfen wir freilich die persönlichen Probleme in einem fremden Kulturkreis nicht mit den vielschichtigen Schwierigkeiten verwechseln, die mit der Globalisierung verbunden sind. Aber sie können uns zeigen, daß allein die Verschiedenheit des Denkens und der unbewußten Standards eine Zusammenführung im Sinne der Uniformität verhindert. Also kann die Globalisierung nur als dialektischer Prozeß verstanden werden.

Im 20. Jahrhundert haben sich ostasiatische Kulturen mit dem abendländischen Denkrahmen der Neuzeit vertraut gemacht; ihr wissenschaftlich-technisches Gleichziehen mit dem „Westen" hat auch wirtschaftliche Erfolge mit sich gebracht. Diese Kulturen waren imstande, neben ihren herkömmlichen Denkformen unseren Denkrahmen zuzulassen und zu verwerten. Sollten wir nicht wenigstens versuchen, ob wir nicht – ganz im Sinne der anzustrebenden H-Lage – ebenfalls profitieren können, wenn wir neben unserem Denkrahmen andere Denkformen erblühen lassen? Das dialektische Denken, wie die Logik des Aristoteles aus Athen stammend, bietet sich dazu wohl am ehesten an!

Aus der Vielzahl der mit der Globalisierung verbundenen Probleme möchte ich eines auswählen, das die Dialektik besonders deutlich zeigt: die Frage der Menschenrechte. Wir Abendländer sind mit Recht stolz auf den hohen Stand der persönlichen Freiheiten, den wir erreicht haben. (Das wird durchaus auch von anderen Kulturen anerkannt.) Es ist auch verständlich und zu begrüßen, daß wir diese Errungenschaften allen Menschen zukommen lassen wollen. Die Frage bleibt aber zu stellen, ob die Einheit im Sinne der Uniformität erzwungen werden darf, oder ob etwa asiatische Kulturen die Menschenrechte in einer eigenen Form entwickeln dürfen. Wir wittern darin sofort ein Element der Beliebigkeit, das unser Anliegen unterwandert und aushöhlt. Also sind wir mitten im Kampf der HX-Verwirrung, der ausgestanden werden muß, damit nicht eine Seite unterdrückt wird und die andere dadurch in den Schatten der Uniformität stürzt. Die wichtige Zustimmung der Betroffenen wäre damit verspielt!

Selbstverständlich haben wir damit nur einen kleinen Ausschnitt aus der Palette von Problemen betrachtet; ich wollte aber zeigen, daß die Phase der HX-Verwirrung nicht von selbst zu einem Fortschritt im dialektischen Prozeß führt, daß leider auch ein Rückfall in eine logische Lösung droht, wenn sich eine Seite aufgrund ihrer Übermacht durchsetzt und die andere unterdrückt. Dies kann – gerade bei den Menschenrechten – durchaus in bester Absicht geschehen; die Zustimmung der Betroffenen bleibt aber höchste Wertigkeit, auch wenn dadurch Verzögerungen und Streitigkeiten in Kauf genommen werden müssen.

Dissidenten, Extremisten, Terroristen

Am Anfang dieses Buches haben wir Aporien besprochen, die innerhalb einer Person auftreten; den zweiten Teil habe ich mit Beispielen eröffnet, die ganze Kulturkreise umfassen. Dabei treten zusätzliche Probleme auf, die wir nun studieren müssen, weil sie auch dann zu beobachten sind, wenn die beiden Seiten der Aporie von mehreren Personen vertreten werden, auch wenn es nur wenige sind.

Im Kapitel „Der Sturz in den eigenen Schatten" haben wir betont, daß ein Fortschritt im dialektischen Prozeß erst dann möglich ist, wenn beide Seiten dazu bereit sind; *beide* Seiten müssen einsehen, daß sie im Streit der HX-Verwirrung selbst verlieren, weil sie in ihren eigenen Schatten stürzen; *beide* Seiten müssen einsehen, daß der eigentliche Gegner der eigene Schatten und nicht der Schatten der Gegenseite ist; erst dann kann der Prozeß gedeihen und reifen.

Wenn nun jede Seite von einer großen Zahl von Menschen vertreten wird (wie dies in den obigen Beispielen der Fall ist), dann kann diese Einsicht unmöglich von allen Menschen zugleich gewonnen werden. Es entsteht also ein Widerspruch innerhalb der beiden Seiten, weil einige im Prozeß schon weiter fortgeschritten sind, andere noch auf den ersten Stufen verharren. Wenige, die den nächsten Schritt schon ahnen und beschreiten wollen, werden von der Mehrheit als **Dissidenten** verurteilt. Sie sind gewissermaßen der Dünger, der den Boden durchziehen muß, damit Früchte entstehen. Wenn die Mehrheit bereit ist, mitzuziehen, aber wenige noch meinen, den Kampf gewinnen zu können, und in der HX-Verwirrung erstarren, werden sie zu **Extremisten**. Je größer die Gruppe ist, umso schwieriger wird es sein, den Prozeß voranzutreiben, und wenn die Gruppengröße eine kritische Grenze übersteigt, dann wird es wohl ganz unmöglich werden.

Bei großen politischen Auseinandersetzungen ist dies leider allzugut beobachtbar[35]. Jahre oder Jahrzehnte können die beiden Seiten in der HX-Verwirrung verharren oder immer wieder in

35 Zwei Beispiele unter vielen sind etwa Nordirland und der Nahe Osten.

sie zurückfallen. Wenn der Streit mit Waffen ausgetragen wird, dann werden die im Prozeß Zurückgebliebenen zu **Terroristen**. Wir wissen aus leidvoller Erfahrung, daß wenige Terroristen imstande sind, die Entwicklung des dialektischen Prozesses zu verhindern. Vermutlich ist es die historische Aufgabe des 21. Jahrhunderts, für diese Fälle eine Lösung zu finden, über die wir noch nicht verfügen. Ein Verständnis des dialektischen Prozesses läßt aber schon jetzt einige Hinweise zu, welche Fehler vermieden werden sollten. Dabei geht es in erster Linie darum, einen Rückfall vor die erste Stufe zu verhindern, also sicherzustellen, daß nicht eine Seite über die andere den Sieg erringt und sie damit vernichtet oder unterwirft. Ein solcher „Sieg“ wäre nämlich nicht von langer Dauer.

Es ist richtig, zu verlangen, daß jede Seite ihre eigenen Terroristen zu bekämpfen und zu entwaffnen hat, denn es entspricht der Entwicklung des dialektischen Prozesses. Aber dies hat zugleich und symmetrisch zu geschehen! Wenn die Macht nicht gleich verteilt ist, hat die überlegene Seite nur dann das Recht, zu verlangen, daß die schwächere Seite ihre Terroristen selbst bekämpft, wenn sie zugleich von ihren eigenen extremen Zielen abrückt und Zugeständnisse in Richtung einer Synthese anbietet! Andernfalls gleicht der Ruf nach Elimination der Terroristen einer Unterwerfungsstrategie und nicht der Einsicht in die Notwendigkeit des Fortschreitens im dialektischen Prozeß.

Wir sehen den Unterschied zum logischen Denkrahmen ganz deutlich: Der Satz „Jeder bekämpfe seine eigenen Terroristen“ kann – logisch gesehen – für sich genommen und eindeutig interpretiert werden. Im dialektischen Prozeß hat er ganz verschiedene Bedeutung, je nach dem Umfeld, in dem er gesprochen wird; er kann die nächste Phase vorbereiten (wenn er von beiden Seiten im Konsens akzeptiert wird), er kann aber auch einen Rückfall in eine Vernichtungsstrategie darstellen (wenn er von der übermächtigen Seite den Schwächeren aufgezwungen wird). Selbstverständlich gibt es ein ganzes Spannungsfeld zwischen diesen beiden Interpretationen; die wahrhafte Bedeutung kann nur in einer ganz konkret gelebten Situation erfahren werden, jede Abstraktion führt schnell zur Täuschung.

Unterscheiden und Vereinen

Das dialektische Paar von Einheit und Vielfalt begegnet uns nicht nur in den großen, historischen Zusammenhängen. Wenn zum Beispiel zwei Firmen oder Unternehmen fusionieren und eine die andere dabei nicht vereinnahmen will, dann kommt es zum Widerspruch der beiden Firmenkulturen, die nach einem Ausgleich verlangen.

Vielfalt		Einheit
	H	
Beliebigkeit		Uniformität

Sehr schnell wird sich die HX-Verwirrung einstellen, wobei einige nach Einheit streben, Beliebigkeit bekämpfen und damit in die Uniformität fallen. Andere werden die Vielfalt aufrechterhalten wollen, die Uniformität bekämpfen und sich dadurch der Beliebigkeit nähern. Der dialektische Prozeß muß von den Beteiligten mit allen Emotionen durchgestanden werden, wir wollen ihn hier nicht nochmals abstrakt darstellen.

Einheit und Vielfalt begegnen uns im ganz persönlichen Bereich ebenso wie in der Öffentlichkeit. Manchmal ist es dabei vorteilhaft, das H-Schema mit anderen Begriffen zu belegen, die dem konkreten Problem besser angemessen sein können. Dialektisches Denken verlangt ja weder nach Eindeutigkeit der

Begriffe (oder gar Begriffspaare), noch will es ausgrenzen, was nicht inbegriffen ist.

Bei meiner Beschäftigung mit den Grenzen des abendländischen Denkrahmens der Neuzeit bin ich immer wieder darauf aufmerksam geworden, daß wir durch diesen Denkrahmen verlernt haben, Unterschiede einfach anzuerkennen und stehen zu lassen. Wir fallen gerne in einen Automatismus, der uns geradezu zwingt, das Unterschiedene zunächst zu trennen, dann zu bewerten, das „Negative" auszugrenzen und schließlich zu verdrängen oder zu vernichten.

Logisches Denken

Unterscheiden→Trennen→Bewerten→Ausgrenzen→Vernichten

Der Grund liegt darin, daß wir die Aporie von Einheit und Vielfalt nicht erkannt haben, die wir folgendermaßen abwandeln können:

unterscheiden vereinen

H

trennen egalisieren

Das Vorgehen der Logik entspricht dabei der HX-Verwirrung:

unterscheiden vereinen

X

trennen egalisieren

Was wir unterschieden haben, können wir nicht mehr als gleich betrachten, also müssen wir trennen. Wer widerspricht, will nicht trennen, also übersieht er den Unterschied und betrachtet alles als gleich. „Ist auch nichts anderes" hören wir dann oft.

Unterscheiden bringt eine Bereicherung, Trennen zerstört. Also habe ich mir zum Leitsatz erkoren:

Dialektisches Denken
Unterscheide, ohne zu trennen!

Wie schwierig es ist, diesem Leitsatz zu folgen, sehen wir sofort, wenn wir uns an heikle Themen wagen:

Es gibt einen Unterschied zwischen verschiedenen Sexualverhalten, aber wir sollten nicht trennen, denn das führt zur Ausgrenzung; wir sollten auch nicht aus Furcht vor Ausgrenzung die Unterschiede verleugnen oder verniedlichen[36].

Es gibt einen Unterschied zwischen Schulmedizin und komplementären Methoden, aber wir sollten nicht trennen, denn das führt zur Bewertung und Ablehnung; wir sollten auch nicht aus Furcht vor Ablehnung die Unterschiede gering schätzen.

Es gibt einen Unterschied zwischen verschiedenen Religionen, aber ihre Trennung führt zur Feindschaft; wir sollten auch nicht aus Furcht vor Feindschaft die Unterschiede verdrängen.

Es gibt viele Unterschiede, die wir nicht sehen wollen, weil wir die Trennung fürchten.[37]

---

36 Dies zeigt übrigens den fließenden Übergang der Aporie „Einheit-Vielfalt" in die Aporie „Toleranz-Auseinandersetzung", siehe Kapitel „Auseinandersetzung und Toleranz".

37 Liebe Leserin, lieber Leser, wenn Sie sich nun emotional einer Seite verbunden fühlen und die andere ablehnen oder gar ärgerlich empfinden, dann sind Sie mitten in der HX-Verwirrung gefangen.Wollen Sie die nicht überwinden? (Siehe dazu Kapitel „Der Sturz in den eigenen Schatten")

Mein Leitsatz ist übrigens sehr alt und aus guter Tradition: Die XI. Kirchenversammlung zu Toledo hat im Jahre 675 im Glaubensbekenntnis bezüglich der Dreieinigkeit Gottes formuliert[38]:

„Dieser Sohn ist nach unserem Glauben als Person von Gott Vater und dem Heiligen Geist geschieden, doch ohne Trennung.“

Der Zusammenhang mit der Aporie „Einheit-Vielfalt“ wird deutlich, wenn es dort unter der Überschrift *„Die Einheit ist keine Selbigkeit“* weiter heißt[39]: *„Trotzdem aber darf man nicht meinen, daß man diese drei Personen trennen dürfe …“*

Wir werden uns noch eingehender mit Fragen des Glaubens befassen, weil gerade dabei der logische Denkrahmen seine Grenzen zeigt; ohne Dialektik bleiben diese Fragen unbeantwortbar.

Der Sinn des Unterscheidens liegt in der Möglichkeit des Zusammenführens, denn was nicht unterschieden ist, ist schon Eines und kann nicht mehr geeint werden.

Der Sinn des Vereinens liegt im Erkennen und Annehmen von Unterschieden, denn erst durch die Gegenüberstellung werden sie deutlich.

Spezialisierung und Vernetzung

Als Aristoteles sein gewaltiges, logisch-hierarchisches System der Welt entworfen hatte, da mußte auch er gestehen, daß einige Aporien dabei unauflösbar geblieben sind. Eine der ersten in seiner Liste betrifft Einheit und Vielfalt der Wissenschaft[40]: „Gehört die Betrachtung aller Gattungen der Ursachen einer Wissenschaft an oder mehreren“, so fragt Aristoteles; und weiter: „Handeln von allen Wesen eine Wissenschaft oder mehrere?“

---

38 J.Neuner-H.Roos: Der Glaube der Kirche. 10.Auflage, Verlag Friedrich Pustet, Regensburg (1971), S.145

39 loc.cit S.171f

40 Aristoteles: Metaphysik 995. Ich danke Gerhard Schwarz für diesen Hinweis.

Die Aporie von Einheit und Vielfalt in unserem Wissen wird trefflich in dem bekannten Spruch dargestellt: „Der Spezialist ist ein Mensch, der immer mehr von immer weniger weiß, bis er zuletzt alles von nichts weiß; beim Generalisten ist es genau umgekehrt, er weiß von immer mehr immer weniger, bis er zuletzt von allem nichts mehr weiß."

Im täglichen Leben sind wir von dieser Aporie betroffen, wenn unsere Gesundheit zu leiden beginnt und wir zur Untersuchung müssen. Zwar sind wir glücklich, wenn wir ausgezeichneten Spezialisten in die Hände fallen, aber wir sind zugleich nie ganz sicher, ob die Fachkenntnis des Spezialisten mit der Art unseres Leidens wahrhaft übereinstimmt.[41] Wie der Volksmund so deutlich sagt: „Operiert wird die Leber (oder Galle, Magen usw.), nicht der Mensch."

Wir brauchen also beides: Spezialisierung und Vernetzung, keines sollte auf Kosten des anderen Übergewicht erhalten, eine klare Aporie. Wir können sie wieder in unser H-Schema einordnen:

Vernetzung	Spezialisierung
ganzheitliche Entscheidungen	effiziente Arbeitsteilung
H	
keine Detailerfassung	Blindheit für Zusammenhänge
lange Entscheidungsprozesse	mögliche Fehlentscheidungen
störende Konflikte	

Die zugehörige HX-Verwirrung ist leider noch immer der vorwiegend anzutreffende Zustand.

41 Siehe dazu auch: Herbert Pietschmann: Limits of specialization and integrated approaches. In: Potentiating Health and the Crisis of the Immune System (hrsg. Mizrahi et.al., Plenum Press, New York, 1997) S.39f

Vernetzung	Spezialisierung
ganzheitliche Entscheidungen	effiziente Arbeitsteilung

X

keine Detailerfassung	Blindheit für Zusammenhänge
lange Entscheidungsprozesse	mögliche Fehlentscheidungen
störende Konflikte	

Wir dürfen aber nicht vorschnell Schuldzuweisungen vornehmen; auch die Wissenschaft selbst ist in diesem Prozeß noch nicht sehr weit vorangekommen. Zwar wird allüberall die Notwendigkeit von interdisziplinären Gesprächen, Forschungen und Veranstaltungen hervorgehoben, und kaum ein Wissenschaftler wird dem entgegnen. In der Praxis sind wir jedoch von echter Interdisziplinarität (im Sinne einer Synthese) noch weit entfernt. Was wir schon antreffen, ist eine Vorstufe, eine unechte Interdisziplinarität, die sich durchaus noch dem logischen Denkrahmen verpflichtet fühlt. Zwei Formen sind geläufig:

Erstens die hierarchische Unterordnung einer Disziplin unter die andere, im Sinne einer „Hilfswissenschaft". Zum Beispiel kann die Physik mittels ihrer Methode für Geschichtswissenschaften Altersbestimmungen bereitstellen.

Zum zweiten gibt es viele Symposien, die sich zwar „interdisziplinär" nennen, bei denen aber lediglich verschiedene Disziplinen zum gleichen Thema Beiträge liefern, ohne jedoch miteinander ins Gespräch zu kommen.

Der echten Kommunikation zwischen den Disziplinen stehen nämlich die logischen Axiome entgegen, die in der Fachsprache selbstverständlich vorausgesetzt sind. Es gibt Begriffe, die in jeder Disziplin anders definiert sind, obwohl sie gleich lauten, zum Beispiel: Energie, Information, Evolution, ja selbst so fundamentale Begriffe wie Raum und Zeit.

Interdisziplinäre Gespräche, sollen sie ehrlich eine Synthese anstreben, erfordern daher sowohl Mut, über die Exaktheit der eigenen Fachsprache hinauszuwachsen, als auch Vorsicht, das eigene Gebiet nicht durch schlampige Ausdrucksweise zu verraten. Dies kommt einer Überwindung der HX-Verwirrung zunächst in jedem einzelnen Gesprächsteilnehmer gleich. Der dialektische Prozeß kann nur gedeihen, wenn er sich zugleich in den betroffenen Personen entwickelt! Das erfordert aber auch eine persönliche Zuneigung, ja Freundschaft innerhalb der Gruppe, damit nicht Angst vor Bloßstellung den inneren Prozeß versperrt.

Müssen Kranke zuwarten, bis die Wissenschaft zur echten Interdisziplinarität fortschreitet? Das wollte ich nicht behaupten. Ich habe nur vor einfachen Schuldzuweisungen gewarnt, weil gerade sie verhindern, daß die Aporie im eigenen Bereich ernst genommen wird. Überall, wo ein dialektischer Prozeß ansteht, kann und soll er auch aufgenommen werden. Eine hierarchische Ordnung der Aporien entstammt dem logischen Denken und widerspricht dem Anspruch der Dialektik.

Allerdings sind Aporien untereinander vernetzt;[42] die Problematik des Gesundheitswesens wird uns daher noch begegnen, wenn wir andere Kapitel aufschlagen. (Siehe „Die Freiheit der Wissenschaft" und „Offen und kritisch".)

---

42 Wir haben das schon am Beispiel „Einheit-Vielfalt" und „Toleranz-Auseinandersetzung" gesehen, siehe Fußnote 10.

FREIHEIT und ORDNUNG

Der bekannte Autor Michael Ende hat eine seiner Erzählungen „Das Gefängnis der Freiheit“ genannt[43]. Darin entwickelt er eine Fabel, die den Widerspruch der Freiheit deutlich werden läßt; Freiheit ist immer zugleich Unfreiheit, nämlich der Zwang zur Entscheidung. Nur wer frei ist, *kann* entscheiden, wer frei ist, *muß* aber auch entscheiden. (Auch der Entschluß, nicht zu entscheiden, ist eine Entscheidung!) Freiheit ist also immer auch Lähmung durch die Angst vor den unbestimmbaren Konsequenzen einer Entscheidung. Das war doch gerade die große Errungenschaft des „Checklist-Verhaltens“, daß die Konsequenzen der Handlungen vorhersehbar waren[44]; freilich sind mit dem Überwinden der Lähmung auch die erwünschten Aspekte der Freiheit untergegangen, im logischen Bereich finden wir zwar keine Widersprüche, dafür aber auch keine Freiheit.

Freiheit bedarf, um sich entfalten zu können, einer Ordnung, sonst versinkt sie im Chaos. Wer in einer Gesellschaft gelebt hat, in der zuwenig Ordnung herrscht, weiß, daß sich Freiheit im Kampf ums bloße Überleben erschöpft. Wer aber eine Gesellschaft kennt, die eine zu starre Ordnung mit Gewalt erhält, weiß genauso gut, daß seine Freiheit auf unwesentliche Elemente des privaten Lebens reduziert ist.

Es gibt kein objektives Maß der richtigen Ordnung; die Zustimmung der Betroffenen ist das Maß, an dem die Qualität der Ordnung gemessen sein will. Freiheit und Ordnung ergeben also ein dialektisches Paar, das eines beständigen Prozesses bedarf, um sich einer Synthese zu nähern oder wenigstens einen Ausgleich anzustreben.

---

43 Michael Ende: Das Gefängnis der Freiheit. Weitbrecht Verlag, Stuttgart (1992)
44 siehe Kapitel „Es hilft auch, wenn man nicht dran glaubt“

Die beiden Schattenbegriffe sind leicht zu erkennen: Freiheit, die jede Ordnung ignoriert, ist Willkür, und wenn die Ordnung überhandnimmt, wird sie zur Regelung. Freiheit bedarf der Ordnung, Willkür zerstört sie. Ordnung stützt Freiheit, Regelung behindert sie. Also haben wir unser **H**-Schema gefunden:

Freiheit   Ordnung

H

Willkür   Regelung

Wir wollen in diesem Falle die Aporie auch in These und Antithese formulieren; *These*: Ordnung erhält Freiheit, *Antithese*: Ordnung zerstört Freiheit. Übrigens ist diese Aporie so schön symmetrisch, daß wir in These und Antithese die Begriffe Ordnung und Freiheit auch vertauschen können! Für beide Behauptungen sind leicht Beweise zu finden; meine Freiheit, eine Reise zu planen und auszuführen, setzt die Ordnung der Verkehrsmittel voraus. Zugleich wird sie aber durch dieselbe Ordnung eingeschränkt, denn ich muß mich nach den gegebenen Fahr- und Flugplänen richten.

Eigentlich ist diese Aporie so deutlich sichtbar, daß jedes Beispiel zur Erläuterung trivial erscheinen mag. Ich habe oft darauf verwiesen[45], daß bei Gewerkschaftskämpfen die Ordnung – ganz symmetrisch – gestört werden kann durch Nichteinhalten (Streik) oder durch Einhalten (Dienst nach Vorschrift).

Weil diese Aporie im Laufe der Geschichte immer mit im Spiel war und daher der dialektische Prozeß auch zu Ende geführt worden ist, hat die zugehörige *Synthese* auch einen Namen: **Autonomie** oder Selbstgesetzgebung. Wenn die Vertreter der Freiheit in der 4. Phase des Prozesses[46] verstanden

45 Herbert Pietschmann: Aufbruch in neue Wirklichkeiten, loc.cit., S.167
46 siehe Kapitel „Der Sturz in den eigenen Schatten“

haben, daß sie gegen die eigene Willkür kämpfen müssen, wenn die Vertreter der Ordnung zugleich eingesehen haben, daß von außen aufgedrängte Regeln nicht zum Ziel führen, dann können sich beide Seiten darauf einigen, sich selbst eine Ordnung zu geben, der sie zustimmen können, die die erwünschte Freiheit stützt und die jederzeit einvernehmlich geändert und angepaßt werden kann.

Voraussetzung für das gedeihliche Zusammenwirken beider Seiten ist freilich die Zustimmung *aller* Betroffenen. Im Kapitel „Dissidenten, Extremisten, Terroristen“ haben wir besprochen, daß dies kaum jemals endgültig zu erreichen sein wird. Wenn Extremisten sich selbst als „Autonome“ bezeichnen, dann versuchen sie, den Begriff der Synthese für ihre eigenen, uneinsichtigen Ziele zu mißbrauchen, um ihre Rückständigkeit damit zu verschleiern.

Moderne Demokratien haben diese Synthese in ihrer Verfassung verankert. Wir werden auf gesellschaftspolitische Aspekte der Aporien noch genauer eingehen[47], hier sei nur erwähnt, daß in demokratischen Staaten „alle Macht vom Volke ausgeht“, womit die Zustimmung der Betroffenen gemeint ist. Daß dies nicht immer optimal verwirklicht wird, liegt im Wesen der Dialektik mitbegründet. Das Ziel ist jedenfalls klar ausgesprochen; so heißt es etwa in Artikel 5 der Menschenrechtskonvention: „Jedermann hat ein Recht auf Freiheit und Sicherheit. Die Freiheit darf einem Menschen nur in den folgenden Fällen und nur auf die gesetzlich vorgeschriebene Weise entzogen werden ...“, dann folgt eine Aufzählung der erlaubten Fälle von Freiheitsentzug, wobei jedesmal das Wort „rechtmäßig“ auf die andere Seite der Aporie, auf die anerkannte Ordnung verweist.

Wenn auch eine Synthese zumindest grundsätzlich bekannt ist, so bleibt der dialektische Prozeß doch noch oft in der HX-Verwirrung gefangen.

47 siehe Kapitel „Demokratie“

Freiheit Ordnung

X

Willkür Regelung

Sehen wir uns nun einige Beispiele an, die davon Zeugnis geben können.

Die Freiheit der Wissenschaft

Artikel 17 der österreichischen Bundesverfassung besagt: „Die Wissenschaft und ihre Lehre ist frei." Wir sind mit Recht stolz auf diese Errungenschaft der Aufklärung, hat sie uns doch auch all jene Vorzüge technischer Entwicklung ermöglicht, die das moderne Leben erleichtern. Weder eine Glaubensgemeinschaft noch ein politisches Gebilde, weder Kirche noch Staat dürfen den Wissensdrang beschränken; erst seine völlig freie Entfaltung stellt sicher, daß keine Scheuklappen den Weg zu neuen Erkenntnissen verstellen.

Aber Freiheit allein, ohne den Gegenbegriff der Ordnung, steht erst am Beginn eines dialektischen Prozesses! Die Wissenschaft wurde im 17. und 18. Jahrhundert aus den Fesseln kirchlicher (und staatlicher) Regeln befreit. Heute beginnt sich die Aporie erneut zu melden, wenn die Frage auftaucht, ob damit nicht doch die Willkür ihren Schatten zu werfen beginnt; heißt Freiheit der Wissenschaft, daß sie forschen kann, was sie selbst allein bestimmt? Etwa in der Humanbiologie mittels Gentechnologie? Kann umgekehrt die Wissenschaft allein selbst bestimmen, was *nicht* erforscht werden soll, etwa die Heilkraft homöopathischer Medizin oder anderer komplementärer Methoden? Schon im Januar 1982 hat der deutsche Verfassungsjurist

Professor DDr. Gerhard Leibholz[48] in einem „Gutachten über das Grundrecht der Wissenschaftsfreiheit und seine Bedeutung für die Homöopathie“ in Göttingen festgestellt, daß die „bisherige Behandlung“ der Homöopathie nicht aus dem Prinzip der Freiheit abgeleitet werden kann.[49]

Mit dem Auftauchen der Aporie sind wir auch schon in die Phase der HX-Verwirrung gestolpert.

Freiheit		Ordnung
	X	
Willkür		Regelung

Von Wissenschaftlern wird – mit Recht – auf die Verfassung und den Sinn der Verankerung der Freiheit verwiesen. Von Kritikern wird – mit demselben Recht – auf die Gefahren und den Unsinn uneingeschränkter Willkür verwiesen. Als in Amerika ein Wissenschaftler öffentlich erklärte, er werde Menschen klonen, da erhoben sich Stimmen aus Staat und Kirche, die ein Verbot, also eine Regelung forderten: Ein klares Zeichen der

48 Richter am Bundesverfassungsgericht 1951-1971

49 In der Zusammenfassung des Gutachtens heißt es wörtlich:

1. Die Homöopathie ist eine Wissenschaft im Sinne des Art.5 Abs.3 Satz1GG.
2. Art.5 Abs.3 Satz 1 GG enthält ein Freiheitsrecht des einzelnen Wissenschaftlers. Dieses Grundrecht ist nur durch die Verfassung selbst beschränkt.
3. Gleichzeitig ist Art.5 Abs.3 Satz 1 GG eine wertentscheidende Grundsatznorm. Aus dem Charakter der Wissenschaftsfreiheit als Teilhaberecht ergibt sich ein Recht auf Teilhabe an staatlichen Maßnahmen zur Förderung der Wissenschaft. Dieses Recht gilt auch auf dem Gebiet der Homöopathie.
4. Die bisherige Behandlung der Homöopathie verletzt den allgemeinen Gleichheitsgrundsatz.
5. Gegen Verwaltungsakte, die den Wissenschaftscharakter der Homöopathie nicht beachten, steht den Betroffenen der Rechtsweg zu den Verwaltungsgerichten offen. Nach erfolgloser Erschöpfung des Rechtsweges können sie bei dem Bundesverfassungsgericht Verfassungsbeschwerde einlegen.

HX-Verwirrung. Ich bedaure, daß aus der Wissenschaft noch kein Zeichen öffentlich wurde, sie werde *selbst* nach den Grenzen der Vernunft suchen, erst dann könnten wir uns aus der HX-Verwirrung lösen und die nächste Phase beginnen. Ebenso bedaure ich, daß die kritische Seite nach Regeln ruft und nicht versucht, ein Gespräch einzuleiten, um eine gemeinsame Lösung anzustreben, der beide Seiten zustimmen können. Freilich liegt der erste Zug in diesem ernsten Spiel eher auf Seiten der Wissenschaft, denn ohne *echte* Einsicht, daß dieser Streit die Freiheit in ihren Schatten stürzen läßt, kann die nächste Phase nicht begonnen werden, das wissen wir ja aus dem Kapitel „Der Sturz in den eigenen Schatten".

Die beiden Seiten in diesem dialektischen Prozeß sind Wissenschaft und Gesellschaft. Die H-Lage muß also eine Brücke bilden über einen Graben, der künstlich geschaffen wurde, denn auch Wissenschaftler sind Teil der Gesellschaft und modernes Leben ist ohne Wissenschaft nicht mehr denkbar. Während also die Aporie von Freiheit und Ordnung diesen Graben überspannt, gibt es ein Abbild davon auch innerhalb der Wissenschaft, und das wollen wir nun betrachten.

Offen und kritisch

In der Naturwissenschaft gilt folgende Beobachtung: Was von einem genügend bedeutenden Theoretiker vorhergesagt wird, wird auch entdeckt, unabhängig davon ob es existiert oder nicht; daher ist in der Naturwissenschaft das Kriterium für die Existenz eines Phänomens nicht die Entdeckung, sondern die Reproduzierbarkeit! Ich habe diese Behauptung an vielen Beispielen aus der Geschichte der Naturwissenschaft nachgewiesen.[50]

---

50 Herbert Pietschmann: Phänomenologie der Naturwissenschaft. Springer Verlag, Berlin (1996) Kap.6.6

Wer eine Entdeckung vorschnell veröffentlicht, weil er damit einer hypothetischen Vorhersage entspricht und sich Ruhm und Ansehen erwartet, ist nicht kritisch genug gegen seine eigenen Ergebnisse; wer neue Phänomene wegdiskutiert, weil er Angst hat, sich mit nicht-reproduzierbaren Ergebnissen zu blamieren, ist nicht offen genug für unerwartete Erkenntnisse. Die notwendige Haltung eines Wissenschaftlers ist also zugleich offen und kritisch. Da aber die beiden einander widersprechen, kann es kein quantitativ richtiges Maß dafür geben, wir haben es wieder mit einer Aporie zu tun und müssen uns dem dialektischen Prozeß stellen.

Wer alles Neue kritisch betrachtet, ohne offen zu sein, gilt als „borniert“[51]. Wer alles Neue sofort annimmt, ohne es kritisch zu überprüfen, ist leichtgläubig. Das zugehörige H-Schema ist also gefunden:

offen | kritisch

H

leichtgläubig | borniert

An dieser Aporie sehen wir besonders deutlich, daß eine Synthese niemals stabil sein kann, sie ist ein labiles Gleichgewicht beider Seiten und wird – wie der Balken einer Waage – hin und her schwanken. Die Geschichte der Physik zeigt dies deutlich! Um 1800 neigte sich die Waage nach der rechten Seite des **H**, aus der notwendigen kritischen Haltung wurde der Schatten, die Borniertheit. So erklärte die Pariser Akademie der Wissenschaften unter keinem Geringeren als Lavoisier, einem der Begründer der modernen Chemie, im Jahre 1772, das Fallen von Steinen aus dem Himmel sei physikalisch unmöglich. Soge-

51 beschränkt, begrenzt, mit Scheuklappen behaftet.

nannte Meteoriten, von denen behauptet wird, sie seien aus dem Himmel gefallen, seien nichts anderes als gewöhnliche, irdische Steine, in die der Blitz eingeschlagen hätte.

Es klingt wie ein Treppenwitz der Wissenschaftsgeschichte, daß wenig später, am 26. April 1803, westlich von Paris einer der größten Meteoritenschauer der Geschichte eingeschlagen hat. Deutlicher könnte die Borniertheit der obigen Behauptung wohl nicht mehr demonstriert werden!

Etwa ein Jahrhundert später folgte der Gegenschwung, die Waage neigte sich nach links, und die notwendige Offenheit verschwand in ihrem Schatten. Über 50 Veröffentlichungen in renommierten, wissenschaftlichen Zeitschriften entstanden über sogenannte „N-Strahlen", die es aber gar nicht gibt[52]!

Mit der gleichen Aporie hat auch jeder Wissenschaftler ganz persönlich zu kämpfen. Selbst so bedeutende Physiker wie der Nobelpreisträger Wolfgang Pauli waren dagegen nicht gefeit; Pauli hat eine seiner wichtigsten Ideen[53] nicht, wie dies üblich ist, in einer wissenschaftlichen Zeitschrift veröffentlicht, sondern am 3. Dezember 1930 brieflich einem Kongreß über Radioaktivität in Tübingen bekannt gegeben. In diesem Brief schreibt er: „Ich traue mich vorläufig aber nicht, etwas über diese Idee zu publizieren, und wende mich erst vertrauensvoll an Euch, liebe Radioaktive, mit der Frage, wie es um den experimentellen Nachweis … stände, …"

Wer meint, daß es sich bei dieser Spielart der Dialektik um ein inner-wissenschaftliches Problem handelt, hat weit gefehlt; dazu ist die Verflechtung von Wissenschaft und Gesellschaft viel zu dicht und unauflösbar! Wir haben im vorigen Kapitel diese Verflechtung angesprochen und die Problematik komplementärer

52 Details in Herbert Pietschmann: Phänomenologie der Naturwissenschaft, loc.cit., Kap.7.2.1.3.

53 Die Vorhersage der Existenz des Neutrinos, eines elektrisch neutralen Partners des Elektrons.

Heilmethoden erwähnt. Gerade auf diesem Gebiet spüren wir die Aporie deutlich, die HX-Verwirrung ist in vollem Gange:

offen kritisch

X

leichtgläubig borniert

Vertreter komplementärer Heilmethoden, die bei ihren Patienten deutliche Besserungen feststellen, werfen der sogenannten Schulmedizin mit Recht vor, die Augen vor solchen Erfolgen zu verschließen, also borniert zu sein. Schulmediziner, die Sorge haben, eine Heilungschance könne durch Anwendung unerprobter Methoden vertan werden, werfen der Komplementärmedizin mit Recht vor, leichtgläubig zu sein und jedem Phantasieprodukt Heilungschancen zuzugestehen.

Wir wissen ja schon, daß in diesem Streit der HX-Verwirrung beide Seiten Recht haben! Es geht ja nicht darum, eine Seite gegen die andere auszuspielen, sondern darum, den dialektischen Prozeß aus der HX-Verwirrung zu befreien und in die nächste Phase zu bringen. Mindestvoraussetzung dafür ist – wir wissen es schon –, daß die beiden Seiten beginnen, auf einander zu hören, zuzuhören, ohne sofort mit Gegenargumenten aufzufahren. In Wien hat bereits der 5. „Dialog über Ganzheitsmedizin“ stattgefunden[54], der sich genau dieses Ziel zur Aufgabe macht; ein erfreulicher Anfang, denn der Weg kann lange sein. Geduld ist neben dem Zuhören-Können dabei die wichtigste Eigenschaft der Beteiligten.

Nicht nur in der Wissenschaft ist diese Aporie zu bearbeiten; ein anderes Gebiet eröffnet sich zum Beispiel mit der allgemeinen Verbreitung des Internets. In den sogenannten „Printmedien“

54 Ganzheitliche Krebstherapie – 5. Wiener Dialog über Ganzheitsmedizin. Hrsg. Alois Stacher, Facultas Universitätsverlag Wien (2000)

(Zeitungen, Magazine, Journale und dergleichen), aber auch in Radio und Fernsehen, wird den Konsumenten die rechte Seite des **H**, die kritische Überprüfung des Gebotenen, von Redakteuren abgenommen. Freilich gibt es dabei immer wieder Fehlleistungen, Falschmeldungen und „Enten", aber im Prinzip sollte das Wort des Volksmundes nicht ganz falsch sein, wonach vertrauenswürdig ist, was gedruckt wird. (Analoges wird von Radio und Fernsehen angenommen.)

Das Internet hat in dieser Hinsicht eine völlig andere Qualität, die aber meist nicht bewußt wird. Jedermann kann Meldungen, Meinungen, Interpretationen, Analysen und dergleichen ins Internet stellen, und eine gute Suchmaschine wird sie unter dem entsprechenden Stichwort auflisten, unabhängig davon, von wem sie stammen. Wer also gewünschte Informationen im Internet aufruft, wird neben tiefschürfenden Untersuchungen nicht nur seichte Abhandlungen, sondern unter Umständen auch bewußte Fehlinformationen, ja vielleicht sogar Produkte kranker Seelen oder Hirne finden. Damit wird plötzlich unsere Aporie für alle Internet-Benutzer von entscheidender Bedeutung. Nur wer selektiv, offen aber kritisch, an diese Informationen geht, wird vor dem Ertrinken im Unsinn gefeit sein; einzelne Fehler in beiden Richtungen sind unvermeidlich, es geht darum, weder auf das Internet zu verzichten, noch sich dadurch in die Irre leiten zu lassen.

Ich halte es für eine der wichtigsten, bisher aber zu wenig beachteten Aufgaben unseres Bildungswesens, heranwachsende Menschen in dieser Dialektik zu üben, damit die Möglichkeiten der Informationstechnologie segensreich benutzt werden können und nicht zum Fluch für zukünftige Generationen werden.

Kreativ und formal-organisatorisch

Eine weitere Spielart der Dialektik von Freiheit und Ordnung wird uns zeigen, daß eine H-Lage auch erreicht werden kann, wenn die beiden Seiten etwa gleichmäßig auf die Mitglieder einer gut zusammenspielenden Gruppe verteilt sind. Wir alle kennen das Phänomen des (un-)aufgeräumten Schreibtisches. Es gibt Menschen, die nur arbeiten können, wenn ihr Schreibtisch einem Chaos gleicht, und es gibt andere, die ständig bemüht sind, strikte Ordnung auf ihrem Schreibtisch zu erhalten oder immer wieder herzustellen.

Ganz analog dazu können wir bei vielen Menschen ausgeprägte Anlagen entweder in Richtung Kreativität und Innovation oder in Richtung formaler Organisation beobachten. Wir wollen dies nicht bewerten, sondern uns des Grundsatzes aus Kapitel „Unterscheiden und vereinen" erinnern: Unterscheide ohne zu trennen! Beide Eigenschaften haben in der Geschichte große Persönlichkeiten ausgezeichnet. Wer wollte etwa einen Albert Einstein gegen einen Friedrich den Großen (oder eine Maria Theresia) bewerten?[55] Aber eine Gruppe von Menschen, die sich nicht eines so herausragenden Kopfes rühmen darf, wird nur dann vernünftige Arbeit zustande bringen, wenn *beide* Eigenschaften – möglichst gleichgewichtig – darin vertreten sind. Eine Gruppe aus lauter kreativen Menschen wird es ebenso schwer haben, effizient zu arbeiten, wie eine Gruppe aus lauter guten Organisatoren. Bei den einen werden Reibungsverluste aus dem Chaos entstehen, bei den anderen durch zu ausgefeilte Bürokratie.

Wir können also wieder eine Aporie darstellen, wobei wir die beiden Seiten gleich durch entsprechend veranlagte Menschen bezeichnen wollen. Die beiden Schattenseiten sind leicht aufzu-

55 In der Musik spricht man vom „Perfektionsorchester" und „Musizierorchester" und nennt als Beispiel oft die Berliner und Wiener Philharmoniker.

finden, wenn wir uns der zugrunde liegenden Hauptaporie von Freiheit und Ordnung besinnen: Wer Willkür zum Lebensprinzip erhebt, ist Anarchist, und wer tote Regelung schon als Lebenssinn empfindet, wird leicht zum Schreibtischtäter. Unser H ist also gefunden:

kreativ ↔ formal-organisatorisch

Künstler, Erfinder		Organisatoren, Staatsmänner
	H	
Anarchisten		Schreibtischtäter

Wir brauchen die HX-Verwirrung nicht anzuschreiben, es wird schwerfallen, innerhalb einer Person eine Synthese reifen zu lassen; solche Veranlagungen sind geprägt, wenn nicht gar ererbt. Wohl aber kann die Entwicklung jedes Menschen aus dem Schatten herausführen, also vertikal nach oben verlaufen, wobei die jeweils entgegengesetzte Seite gleichsam von selbst wenigstens ansatzweise integriert wird; wer seine chaotische Veranlagung im Laufe des Lebens in Kreativität verwandeln kann, wird dazu Selbstdisziplin brauchen, also Elemente des Organisatorischen entwickeln; wer seine bloß äußerliche Regelhaftigkeit in Organisationstalent reifen läßt, wird dabei Kreativität entwickeln müssen. Dialektisch entgegengesetzte Eigenschaften bedingen einander, sie sind aufeinander angewiesen.

Ausgewogenheit beider Seiten in einem einzelnen wird selten sein, kann aber prächtige Persönlichkeiten zeugen, wo immer sie ihren Platz in der Gesellschaft haben. Für Gruppen, seien es Abteilungen einer Organisation (Firma, Büro, Betrieb usw.) oder Teams für bestimmte Aufgaben (Forschergruppen, Einsatzgruppen usw.), wird es am besten sein, wenn die beiden Seiten des H möglichst ausgewogen vertreten sind.

SEIN und WERDEN

Im Kapitel „Ein Widerspruch als Quelle der Entwicklung" haben wir Logik und Dialektik einander entgegengestellt. Logische Entscheidungen verlangen nach Elimination der Widersprüche, denn sie werden als Fehler betrachtet. Dadurch wird aber eine Konfliktsituation lediglich „bereinigt", was richtig ist (und schon immer war), wird als richtig anerkannt; Neues entsteht dabei nicht, es bleibt alles beim alten.

Strategische Entscheidungen verlangen nach einem Prozeß zur Aufhebung des Widerspruches, was erst dann gelungen ist, wenn Neues entstanden ist, das die Zustimmung der Betroffenen verdient. Vor dem dialektischen Prozeß gab es dieses Neue noch nicht, es ist erst im Prozeß geworden.

Schon vor Sokrates wurden diese beiden grundsätzlich verschiedenen Geisteshaltungen durch zwei Philosophen repräsentiert: **Parmenides** aus Elea und **Heraklit** aus Ephesos. Bekannt sind die Sprüche des Heraklit „Alles fließt"[56] und „Der Kampf ist der Vater aller Dinge". Mit letzterem hat Heraklit den dialektischen Prozeß angesprochen, der aus dem Streit der HX-Verwirrung heraus Neues gebiert.[57] Parmenides philosophierte in anderen Kategorien, für ihn war die Welt statisch zu denken, nur das unveränderliche Sein konnte er widerspruchsfrei denken. Sein Schüler Zenon hat daher versucht, jede Bewegung[58] als bloßen Schein zu entlarven, in seinen bekannten Aporien wollte

56 Panta rei

57 Daß dies so gemeint ist, hat Martin Heidegger unterstrichen, wenn er hinzufügt: „Der größte Kampf aber ist die Liebe, weil sie den tiefsten Streit erregt, um in seiner Bewältigung sie selbst zu sein!"

58 Wenn der Pfeil von A nach B fliegt, muß er zuerst AB/2 erreichen, dann wieder die verbleibende Streckenhälfte und so weiter bis ins Unendliche. Für Genaueres siehe Herbert Pietschmann: Phänomenologie der Naturwissenschaft, loc.cit., S.41.

er zeigen, daß ein fliegender Pfeil sein Ziel nicht erreichen und Achilles eine Schildkröte nicht einholen kann.

Der große Philosoph des Deutschen Idealismus, Georg Friedrich Wilhelm Hegel, sagte dazu[59]: „Den einfachen Gedanken *des reinen Seins* haben die *Eleaten* zuerst, vorzüglich *Parmenides* als das Absolute und als einzige Wahrheit … ausgesprochen … Der tiefsinnige *Heraklit* hob gegen jene einfache und einseitige Abstraktion den höheren Begriff des Werdens hervor und sagte: … Alles *fließt*, das heißt: Alles ist *Werden*."

Sein und Werden sind also die Denkformen, die Logik und Dialektik zugeordnet werden können. Aber Platon hat gezeigt, daß sie in einer Aporie verbunden sind, denn wenn sich etwas ändert (im Sinne des Werdens) muß es auch gleich bleiben (im Sinne des Seins), sonst hat es sich nicht *verändert*, sondern ist etwas *Anderes*!

Dieser doch einigermaßen tiefe philosophische Gedanke ist am besten mit einem bekannten Witz zu verdeutlichen: Trifft einer einen anderen und sagt: „Grüß Gott, Herr Müller, Sie haben sich aber verändert, Sie hatten doch andere Haar- und Augenfarbe, auch Ihre Größe und Ihr Aussehen waren doch anders." Darauf der Angesprochene: „Ich heiße gar nicht Müller!", und der Erste: „Was, Müller heißen Sie auch nicht mehr? Sie haben sich aber wirklich verändert!!!"

Nochmals: Was sich ändert, muß auch gleich bleiben, sonst ist es etwas Anderes! Dies sind aber keine philosophischen Spitzfindigkeiten, wir begegnen dieser Aporie ständig im täglichen Leben. Wir selbst werden durch Glücksfälle oder Schicksalsschläge verändert und müssen uns fragen, ob wir dabei unsere Identität beibehalten haben, ob wir uns treu geblieben sind. Jede Gruppe von Menschen wird durch neue Mitglieder oder Abgänge verändert und muß *ihre* Identität wieder finden.

59 G.W.F.Hegel: Werke 5. Wissenschaft der Logik. Erster Teil. Suhrkamp Verlag, Frankfurt/Main (1969) S.84

Schließlich müssen sich Firmen der ständig wechselnden Marktlage anpassen, ohne ihre Identität dabei aufzugeben.

Den Schatten des Werdens haben wir damit bereits aufgezeigt, es ist der Verlust der Identität. Der Schatten des Seins ist die Erstarrung, das krampfhafte Festhalten an einmal gewonnenen Eigenschaften.

WERDEN		SEIN
Verändern		Bewahren
	H	
Identitätsverlust		Erstarrung

Ganz deutlich sehen wir den dialektischen Prozeß beim Altern von Menschen. Wer „in Würde altert“, wie es so schön heißt, wird diese Aporie in die H-Lage gebracht, die Harmonie von Sein und Werden erreicht haben, wird in sich ruhen und doch alles Neue in sich fassen können. Die Lebensmaxime „Werde, was du bist!“ beschreibt die Synthese treffend. Wer in der HX-Verwirrung steckenbleibt, wird entweder gegen den Altersstarrsinn kämpfen und kindisch werden, oder den Verlust der Identität fürchten und starr (und senil) werden.

WERDEN		SEIN
Verändern		Bewahren
	X	
Identitätsverlust		Erstarrung

Freilich gibt es zwischen den Extremen ein Kontinuum, in dem wir die große Mehrheit der alternden Menschen finden werden. Ähnliches gilt auch für Organisationen. So manche

Firma mußte wohl Konkurs anmelden, weil sie sich neuen Gegebenheiten nicht anpassen konnte. Eine Firma kann aber auch in Gefahr geraten, wenn sie sich zu schnell anpaßt und von den Kunden am Markt nicht mehr erkannt oder identifiziert wird. Dabei geht es oft um rein äußerliche Merkmale, Firmensymbole und dergleichen. Als ich – noch in der Schule – vor Jahren mit meiner Klasse eine Tageszeitung besuchte, sagte uns der Redakteur, eine Zeitung könne die politische Richtung ändern, ohne viele Leser zu verlieren; wenn sie aber den Schriftsatz oder die äußere Erscheinung ändert, ist dies lange vorzubereiten, sonst gehen viele Abonnenten verloren.

Wie für die Aporie von „kreativ" und „formal-organisatorisch" gilt auch in diesem Fall, daß es für eine Gruppe von Menschen am günstigsten ist, wenn die beiden Seiten des **H** etwa gleichgewichtig von ihren Mitgliedern vertreten werden.

Zeit und Ewigkeit

In Metzlers Philosophie-Lexikon lesen wir unter dem Stichwort *Ewigkeit*: „Ewigkeit kann in einem dreifachen Sinn verstanden werden: (1) als unendliche Zeitdauer. … (2) Ewigkeit wird verstanden als Zeitlosigkeit. … (3) als Fülle des Seins. Das Ewige ist dasjenige, in dem alles, was sein kann, zugleich ist, in dem also nichts Neues entsteht und nichts vergeht."

Die erste Auffassung entspricht dem logischen Denkrahmen, und so stellen wir uns doch meist Ewigkeit vor: Nichts endet, alles dauert eben „bis in alle Ewigkeit". Sollte dies wirklich zutreffen, dann wäre Ewigkeit mit unendlicher Langeweile nahe verwandt, und das wollen wir doch nicht annehmen.

Wie aber sollen wir uns Ewigkeit anders vorstellen? Platon sagt: gar nicht, denn als zeitliche Geschöpfe bleiben wir vor der Ewigkeit sprachlos. Wohl aber können wir um die Überwindung der HX-Verwirrung in uns ringen, Ewigkeit als Synthese von Sein und Werden anstreben, auch wenn wir wissen, daß wir sie nicht erreichen können.

Hören wir, was Platon darüber sagt[60]: „Als nun der schaffende Vater dieses Abbild der ewigen Götter von Bewegung erfüllt sah, freute er sich. ... er beschließt, ein sich bewegendes Abbild der Ewigkeit herzustellen. Gleichzeitig mit der Ordnung des Weltalls überhaupt schafft er ein nach der Zahl fortschreitendes Abbild, dem wir den Namen Zeit gegeben haben. ... das ‚War' und ‚Wird sein' sind gewordene Formen der Zeit, die wir, uns selbst täuschend, mit Unrecht auf das unvergängliche Sein beziehen; denn wir sagen von ihm ‚es war', ‚es ist' und ‚es wird sein', während ihm in Wahrheit nur die Bezeichnung ‚es ist' zukommt."

Der zeitgenössische Platon-Forscher Giovanni Reale sagt dazu[61]: „Platon stellt damit eine wahrhaft bahnbrechende These auf, die seine eigenen Schüler nicht richtig aufzunehmen vermochten, indem sie sie entweder allegorisch-didaktisch auslegten oder sie wie Aristoteles zurückwiesen."

Eineinhalb Jahrtausende später sucht Meister Eckehart nach Worten der Erklärung: „In der Ewigkeit gibt es kein Vor und Nach. Darum, was vor tausend Jahren geschehen ist und nach tausend Jahren geschehen wird und jetzt geschieht, das ist eins in der Ewigkeit. ... Darum wirkt der Mensch, der über die Zeit erhoben ist in die Ewigkeit." Offenbar war Wolfgang Amadeus Mozart ein solcher Mensch, denn in einem Brief an einen komponierenden Baron schrieb er über seine eigene Kompositionskunst: „... und das Ding wird im Kopfe wahrlich fast fertig, wenn es auch lang ist, sodaß ichs hernach mit Einem Blick, gleichsam wie ein schönes Bild oder einen hübschen Menschen, im Geiste übersehe, und es auch gar nicht nacheinander, wie es

60 Platon: Timaios, 37C6-38A8
61 Giovanni Reale, loc.cit., S.506

hernach kommen muß, in der Einbildung höre, sondern wie gleich alles zusammen."

Im 19. Jahrhundert sagt der deutsche Philosoph Friedrich Wilhelm Schelling: „Wirkliche Ewigkeit ist Überwindung der Zeit."

Im Grunde genommen stellt sich die Frage nach der Ewigkeit immer wieder neu, in derselben alten Form. Von Platon bis Schelling müssen auch Große Geister vor dem Mysterium der Ewigkeit ihre Grenzen der Erklärbarkeit bekennen und versuchen, in Bildern und Gleichnissen das auszudrücken, was in Begriffen unfaßbar bleibt. Wir wollen daher versuchen, von der anderen Seite der Aporie, von der uns allen geläufigen Zeit auszugehen, und uns dem Problem so weit nähern, wie dies gerade noch möglich ist.

Augustinus, einer der großen Kirchenväter, hat im vierten Jahrhundert in seinen „Bekenntnissen" Überlegungen über die Zeit angestellt. Er tut dies in Form einer Zwiesprache mit seinem Gott und klagt, daß er nun schon sehr lange über die Zeit nachdächte, daß er auch genau wüßte, wieviel Zeit vergangen sei, daß er aber noch immer nicht wüßte, was die Zeit sei. Und dann kommt jene berühmt gewordene Passage, die wohl das Beste ist, was man über das Wesen der Zeit sagen kann[62]: „Was ist die ‚Zeit'? Wer könnte das leicht und kurz erklären? Wer vermöchte es auch nur gedanklich zu begreifen, um sich im Wort darüber auszusprechen? Gleichwohl, was ginge uns beim Reden vertrauter und geläufiger vom Munde als ‚Zeit'? Beim Aussprechen des Wortes verstehen wir auch, was es meint, und verstehen es gleich so, wenn wir es einen anderen aussprechen hören.

Was also ist ‚Zeit'? Wenn mich niemand danach fragt, weiß ich es: will ich es einem Fragenden erklären, weiß ich es nicht."

Vielleicht wird mancher denken, der Zeit wäre schon Genüge getan, wenn man sie als das „Nacheinander der Ereignisse"

62 Alle Stellen von Augustinus zitiert nach Gerhard Schwarz: Raum und Zeit als naturphilosophisches Problem, WUV Wien, 1972

bezeichne. Für den Umgang mit der Zeit genügt dies tatsächlich. Aber über das Wesen der Zeit sagt es deshalb nichts, weil der Begriff „nacheinander“ ja selbst schon ein zeitlicher Begriff ist und wir daher in einen Zirkel geraten sind. Wir erklären dann ganz einfach die Zeit mit der Zeit.

Daher überlegt sich Augustinus den Zusammenhang zwischen dem Sein und der Zeit. Wenn wir versuchen, die Zeit nicht nur in unserem Bewußtsein oder in der Seele zu finden, sondern auch außerhalb der menschlichen Existenz, kommen wir sofort in Schwierigkeiten. Denn – so sagt Augustinus – ganz offensichtlich stellen wir ja fest, daß es etwas außerhalb von unserem Bewußtsein gibt, daß etwas existiert, daß etwas „ist“. Die Zukunft aber „ist“ noch nicht, denn sie wird ja erst einmal sein. Die Vergangenheit „ist“ nicht mehr, denn sie war ja einmal. Nur die Gegenwart könne Anspruch auf „Sein“ erheben, aber die Gegenwart ist sofort wieder weg.

Friedrich Schiller faßte dies in einem Vierzeiler so schön zusammen:

> Dreifach ist der Schritt der Zeit,
> zögernd kommt die Zukunft hergezogen,
> pfeilschnell ist das Jetzt verflogen,
> ewig still steht die Vergangenheit.

Was morgen ist, wird morgen sein und nicht heute. Was gestern war, war gestern und nicht heute. „Heute“ zerfällt aber selbst wieder in Zukünftiges, Vergangenes und sofort Verschwindendes, Gegenwärtiges. Was also „ist“ dann wirklich?

Vergangenheit	**Gegenwart** ***Jetzt***	**Zukunft**
was war	***was ist***	***was sein wird***

Offensichtlich sind wir wieder in eine Aporie gelangt. Wir können sie jedoch mit Augustinus lösen, wenn wir uns besinnen, daß es ohne Bewußtsein und Seele nicht sinnvoll sei, von Zeit zu sprechen. Auf die Dreiteilung der Zeit in Gegenwart, Zukunft und Vergangenheit können wir auf keinen Fall verzichten, wollen wir dem Problem Zeit gerecht werden; also sagt Augustinus: „Denn es sind diese Zeiten als eine Art *Dreiheit in der Seele*, und anderswo sehe ich sie nicht: und zwar ist da Gegenwart von Vergangenem, nämlich Erinnerung; Gegenwart von Gegenwärtigem, nämlich Augenschein; Gegenwart von Künftigem, nämlich Erwartung. Erlaubt man uns, so zu sprechen, dann sehe ich auch drei Zeiten und gebe zu: ja, es *sind* drei."

Vergangenheit	**Gegenwart** ***Jetzt***	**Zukunft**
was war	***was ist***	***was sein wird***
Erinnerung	**Augenschein**	**Erwartung**

Das wesentlich Neue, ja das Überraschende ist aber nun, daß alle drei „Teile" der Zeit in der Gegenwart sind: denn Erinnerung an Vergangenes findet jetzt statt, ebenso wie Erwartung von Künftigem. Wir erinnern uns *jetzt* an das, was gestern war, wir erwarten *jetzt*, was morgen sein wird!

Wenn wir über das reine Nacheinander der Zeit (den Chronos-Aspekt) hinauskommen wollen, dann schlage ich vor, daß wir die Dreiteilung der Zeit neu überdenken. Kairos können wir als „Chance des Augenblicks" erkennen, die vertan oder ergriffen werden kann. Ob wir es tun oder lassen ist aber jeweils eine Entscheidung in Freiheit[63]!

63 siehe dazu Kapitel „Freiheit und Ordnung"

Damit erhält aber die Zeit eine ganz neue Dimension, denn die Dreiteilung in Gegenwart, Zukunft und Vergangenheit verstehen wir nun als Akt des Entscheidens in Freiheit. Das, was noch offen, was noch nicht durch Entscheidungen festgelegt ist, ist Zukunft. Vergangenheit ist alles bereits Festgelegte, alles Entschiedene; und die Gegenwart ist der Akt des Festlegens, das Auseinanderteilen in Wirkliches und nicht mehr Mögliches durch die Entscheidung.

Vergangenheit	**Gegenwart**	**Zukunft**
	Jetzt	
was war	***was ist***	***was sein wird***
Erinnerung	**Augenschein**	**Erwartung**
festgelegt	***entscheiden***	***noch offen***

Bezüglich der Materie ist dies nichts Neues. Aber bezüglich des Sinns alles Geschehens eröffnen sich nun völlig neue Aspekte! Denn wir können jeder unserer Handlungen immer noch neuen Sinn geben, solange wir leben. Eine Entscheidung in der Gegenwart kann eine lange Vergangenheit in ihrem Sinn ganz neu bestimmen. Wenn wir etwa in einer Partnerschaft an eine Krise geraten, so kann die Entscheidung, die Bindung zu lösen oder aus der Krise neu zu gestalten, dem bisherigen Leben ganz neue Bedeutung geben.

Was materiell Vergangenheit bleiben muß, kann also im Bereich der Freiheit Zukunft sein!

Je älter ein Mensch wird, um so mehr materielle Vergangenheit hat er, um ihren Sinn bestimmen zu können; also hat er auch um so mehr Zukunft, wenn er sich zur Sinngebung entschließt. Erst im Augenblick des Todes ist das Leben vollendet, materielle und sinnhafte Zeiten klaffen nicht mehr auseinander, sie sind eins geworden und treten aus der Abfolge „Zukunft-Gegenwart-Vergangenheit“ heraus.

So verstehe ich auch die „Weisheit des Alters“; wer sich der Konsequenzen seiner Entscheidungen im Hinblick auf die Sinngebung der Vergangenheit bewußt ist, wird im Alter vorsichtig sein, weil durch jede Entscheidung viel mehr beeinflußt wird als in der Jugend! (Entscheidungen, die sich nicht bewähren, weil sich der oder die Entscheidende mit dem neuen Sinn nicht identifizieren können, sind vielleicht nicht mehr zu korrigieren.)

Wer diesen Überlegungen folgt, wird vielleicht die Frage nach der Ewigkeit nicht mehr stellen.

Vergangenheitsbewältigung und Zukunftgestaltung

Wenn wir uns schon an so schwierige Themen wie Zeit und Ewigkeit gewagt haben, dann wollen wir auch einen Konflikt aufgreifen, den es zwar für alle Zeiten, Völker und Individuen zu bearbeiten gilt, der aber in unseren Generationen besonders heftig lodert. Die Aporie von Sein und Werden, von Bewahren und Erneuern steuert nicht nur den Lebensprozeß von Individuen, sondern auch die Geschichte der Völker. Wenn nun in dieser Geschichte – wie in der unsrigen – ein so grauenhaftes Ereignis stattgefunden hat wie der Holocaust, dann tritt diese Aporie in anderer Form mit einer Vehemenz auf, die den Streit der daraus folgenden HX-Verwirrung bis zur Erbitterung steigert.

Können wir angesichts unserer Vergangenheit überhaupt an eine menschenwürdige Zukunft denken? Dürfen wir im Hinblick auf die Zukunft einer neuen, schuldlosen Generation die Schrecken der Vergangenheit weiterschleppen?

Ehe wir versuchen, auf solche Fragen überhaupt zu antworten, wollen wir uns des Zieles bewußt werden, eine frohe Zukunft trotz der dunklen Vergangenheit zu ermöglichen, Zukunft zu gestalten *und* die Vergangenheit zu bewältigen. Dies erfordert aber wieder einen dialektischen Prozeß, der zu durchschreiten ist, auch wenn dies Schmerzen bringt. Mit den beiden obigen Fragen haben wir die Problematik der Aporie schon verdeutlicht.

Wer die erste Frage verneint, stürzt in den Schatten der Vergangenheitsbewältigung und rührt in Wunden, die nicht verheilen können. Wer die zweite Frage verneint, stürzt in den Schatten der Zukunftsgestaltung und wird die Schrecken der Vergangenheit verdrängen, um sie zu vergessen. Unser **H** ist also gefunden:

Vergangenheitsbewältigung		Zukunftgestaltung
	H	
in Wunden rühren		verdrängen und vergessen

Leider sind wir aber noch in der Phase der HX-Verwirrung gefangen:

Vergangenheitsbewältigung		Zukunftgestaltung
	X	
in Wunden rühren		verdrängen und vergessen

So gibt es zwei streitende Gruppen; die einen werfen den anderen vor, die Geschichte zu verdrängen und damit ihre mögliche Wiederholung in der Zukunft vorzubereiten. „Niemals vergessen“ ist ihr Schlachtruf. Die anderen werfen den einen vor, blutende Wunden nicht verheilen zu lassen und damit womöglich eigennützige Ziele zu verfolgen. „Lasset die Vergangenheit ruhen, wir wollen eine bessere Zukunft bauen“ mag ihr Motto sein.

Obwohl – wie immer in der Phase der HX-Verwirrung – beide recht haben, ist diese Situation besonders schlimm. Weil es um eine so gewaltige Belastung geht, scheint der Graben unüberbrückbar und eine gemeinsame Entwicklung beider Seiten in weiter Ferne. Dennoch liegt die Hoffnung im Schritt zur nächsten Phase, zur Einsicht *beider*, daß sie gegen den falschen Schatten kämpfen, daß sie dieser Streit in den eigenen Schatten stürzen läßt. Weil der jeweilige Gegner so unmenschlich, so inakzeptabel erscheint, ist es besonders schwer, ihm zuzuhören und dadurch von ihm zu dieser Einsicht geführt zu werden, das aber ist der notwendige Schritt!

Wenn einige – als Dissidenten – diesen Schritt vorbereiten, werden sie sofort mißverstanden. Denn der Satz „Lasset die Vergangenheit ruhen“ hat – für sich genommen – ebensowenig Aussagekraft wie der Satz „Lasset uns nicht vergessen“. Es hängt eben sehr davon ab, wer ihn aus welchen Motiven ausspricht. Beide Sätze können sowohl im Streit der HX-Verwirrung *gegen* die andere Seite gemünzt sein, sie können aber auch *für* die eigene Seite zur Besonnenheit aufrufen, um den Schritt in die nächste Phase vorzubereiten.

Nicht beim Holocaust, aber in ähnlichen, weniger schrecklichen Fällen wird manchmal von Vertretern beider Seiten der Aporie vereinbart, die ganze Sache ruhen zu lassen und nicht mehr anzusprechen. Dies ist aber schlicht eine Verweigerung, die Aporie anzuerkennen, und kommt einem Rückfall vor die erste Phase gleich. Damit kann lediglich eine Ruhepause erkauft werden, die Aporie meldet sich bestimmt wieder und wird dann umso kräftiger wirksam; der Streit entflammt mit größerer Vehemenz, je länger die Unterdrückung ausgehalten wurde.

Im Falle dieser Aporie bedaure ich besonders, noch nicht über den Fortgang des dialektischen Prozesses schreiben zu können;

wir sind bestenfalls im Übergang zur Phase der Einsicht beider Seiten, wahrscheinlich aber noch tief in der HX-Verwirrung. Vermutlich wird erst eine Generation, für die Vergangenheit die Zeit vor ihrer Geburt bedeutet, den Prozeß weiterführen können. Wie er sich gestalten wird, bleibt den Betroffenen überlassen, jeder Versuch, eine mögliche Entwicklung vorzuschlagen, kann den Prozeß nur behindern, weil sofort darüber gestritten werden wird. Es geht immer um den Schritt, der gerade ansteht, und alle Kraft sollte darauf konzentriert werden: die Einsicht beider, daß sie der Streit in den eigenen Schatten stürzen läßt, was nur Extremisten begrüßen können, die Mehrheit aber nicht wollen kann. Eines muß dabei bedacht werden: Der Sinn der Vergangenheitsbewältigung liegt in der Möglichkeit, eine frohe Zukunft aufrecht zu gestalten, und dies muß so geschehen, daß dabei die dunkle Vergangenheit bewältigt, also integriert und nicht vergessen wird.

Fortschritt und Verbesserung

Wir wollen nun eine Aporie betrachten, die zwar auch wichtig für das Werden der Menschheit ist, aber nicht so unmittelbar Emotionen weckt wie die obige. Im Kapitel „Es hilft auch, wenn man nicht dran glaubt" haben wir das Checklist-Verhalten besprochen; der abendländische Denkrahmen der Neuzeit hat uns alle jene Segnungen der Technik gebracht, die unser Leben angenehm gestalten.

Doch halt! Wer vom „Segen" der Technik spricht, meint damit wohl eher „Nutzen"! Georg Friedrich Wilhelm Hegel, Meister der Dialektik, hat betont, daß Segen und Nutzen ein dialektisches Paar bilden, also nicht ohne weiteres ausgetauscht werden dürfen. Warum sprechen manche dann vom „Segen" der Technik? Ich meine, daß durch die neuzeitliche Technik und die von ihr ermöglichte rasante Neugestaltung der Welt *zunächst* mit allem Nutzen auch ein Segen verbunden war. Denken wir nur an die Elektrifizierung, die „Licht ins Dunkel“ gebracht hat. Elektrizitätswerke waren Licht-Bringer, „Erleuchter“ in der Worte doppelter Bedeutung; ihre Monteure wurden als „Licht-Engel“ begrüßt.

Ich erinnere mich einer Skiwoche aus meiner Schulzeit, die wir in einem heute mondänen Fremdenverkehrsort verbrachten, der damals aber noch keine Elektrizität kannte. Als nach Einbruch der Dunkelheit einer der Mitschüler hohes Fieber bekam, blieb nichts anderes über, als ihn bis zum Morgengrauen durchzubringen; einen Arzt zu holen oder gar einen Krankentransport zu organisieren war in der Finsternis bei hoher Schneelage unmöglich. Ist es noch verwunderlich, daß für viele Menschen die Befreiung aus dem Gefängnis der Dunkelheit wahren Segen bedeutete, weil sie Leben retten half?

Nun aber scheint sich die Aporie wieder deutlich bemerkbar zu machen. „Fortschritt“ der Technik wird – gemäß dem Denkrahmen – quantitativ definiert; was größer, schneller, weiter ist, muß nicht mehr automatisch besser sein; Fortschritt kann, muß aber nicht als Verbesserung des Lebens erscheinen; Nutzen kann, muß aber nicht mehr mit Segen einhergehen. Wie immer, wenn eine Aporie virulent wird, beginnt sofort die HX-Verwirrung. So haben wir heute zwei einander bekämpfende Lager, die bis ins politische Leben reichen.

Ich sehe als Wendepunkt, als Zeitpunkt des neuen Auftauchens dieser Aporie die Revolution von 1968. Vor dieser Zeit gab es keine bemerkenswerten Einwände gegen den Fortschritt. So lesen wir Mitte der 60er Jahre im Bordmagazin einer der großen internationalen Fluggesellschaften folgendes Loblied auf den Fortschritt:

„Zu Ihrem ersten ‚Raumflug‘ können Sie 1970 starten. Dann lassen wir unsere drei Großraumjets, auch ‚Jumbo Jets‘ genannte, vom Typ Boeing 747 fliegen. Sie stellen eine neue Flugzeuggeneration dar, technisch vollkommen. ... Noch zeitsparender werden Sie ab Mitte der siebziger Jahre reisen können. Wenn Sie mit einem Überschalljet, auch SST (Super Sonic Transport) genannt, Ihrem Flugziel entgegendonnern. ... Boeings Überschallflugzeug wird der Boeing Jet 2707 sein. ... 1976 erwarten wir drei Jets vom Typ Boeing 2707. ... Wie wird es ‚weitergehen'? 1980 zeichnet sich am Horizont das Hyperschallflugzeug ab. Es wird sich zwischen 5 und 8 Mach bewegen, in Höhen bis zu 100 km. Die Flugzeit von Europa nach Nordamerika wird sich auf eine Stunde reduzieren. Und schon schweben in der Vorstellung der Konstrukteure Hyper-Hyper-Schallflugzeuge. Gleich Raumtransportern werden sie mit 27.000 km/h im Jahre 2000 den Fluggast in 25 Minuten von Europas kühlen Breiten an die tropischen Gestade Mexikos bringen. Warum nicht? Wir sind dafür, daß Sie mehr Zeit für Ihren Urlaub und für die Geschäfte haben."

Es ist fast unglaublich, welche euphorischen, aus heutiger Sicht so unrealistischen Prognosen den Fluggästen zugemutet werden konnten. Mit der Studentenrevolution 1968 hat sich dies schlagartig geändert; der Begriff „Fachidiot" wurde geboren, in dem die beiden Seiten eines Widerspruches (Fachmann und Idiot) schön vereint sind. Der Kampf der HX-Verwirrung begann mit den Schlagworten „Atomkraft – nein danke" und „Steinzeit – nein danke", die sich bekennende Vertreter der beiden Seiten an die Brust hefteten. Später warfen sie einander vor, entweder nach dem Motto zu handeln: „Wozu brauche ich Atomenergie, der Strom kommt ohnehin aus der Steckdose" oder „Wozu brauche ich unversehrte Natur, die Nahrung kommt ohnehin aus der Tiefkühltruhe".

Damit ist der Schatten des Fortschrittes schon angesprochen: Wer Fortschritt nur quantitativ sieht, handelt gegen die Natur und ist geistlos, bloß materiell orientiert.

Der dialektische Gegenbegriff von Nutzen ist Segen. Konkret geht es heute um Fortschritt, was sollen wir ihm entgegensetzen? Wer nur den Schatten des Fortschritts bekämpft, hat ja noch keine Alternative anzubieten. Es hilft vielleicht, wenn ich daran erinnere, daß diese Aporie so alt ist wie die Menschheit. Der chinesische Meister des Taoismus, Dschuang Dsi, formulierte sie mehrere Jahrhunderte vor unserer Zeitrechnung in einer bekannten Geschichte[64]. Er berichtet von einem Jünger des Konfuzius, der auf seiner Wanderung einen alten Mann sah, wie er in seinem Gemüsegarten Gräben zur Bewässerung zog. Er schlug ihm vor, doch einen Ziehbrunnen anzuwenden, um *mit wenig Mühe viel zu erreichen*. Der Alte ärgerte sich und sagte lachend: „Ich habe meinen Lehrer sagen hören: Wenn einer Maschinen benützt, so betreibt er all seine Geschäfte maschinenmäßig; wer seine Geschäfte maschinenmäßig betreibt, der bekommt ein Maschinenherz. Wenn einer aber ein Maschinenherz in der Brust hat, dem geht die reine Einfalt verloren. Bei wem die reine Einfalt hin ist, der wird ungewiß in den Regungen seines Geistes. Ungewißheit in den Regungen des Geistes ist etwas, das sich mit dem wahren Tao[65] nicht verträgt. Nicht daß ich solche Dinge nicht kennte: ich schäme mich, sie anzuwenden."

„Mit wenig Mühe viel erreichen" ist wohl ein verständlicher Anspruch aller Menschen, Grund und Motor des Fortschritts. „*Den Sinn des Lebens nicht verlieren*" setzt der Alte dem entgegen. In dieser Form stammt die Aporie vom Gegensatz Glaube und Wissen, den wir später noch näher betrachten wollen. Selbst die härtesten Gegner des (quantitativen) Fortschrittes werden bemüht sein, ihr ganz individuelles Leben möglichst so zu gestalten, daß es die Sinnfindung nicht verhindert, nicht in den Mühen und Plagen untergehen läßt. Ich schlage daher als Gegenbegriff

64 Dschuang Dsi: Das wahre Buch vom südlichen Blütenland. Diederichs Verlag, Düsseldorf (1977), S.135f

65„Tao" wird manchmal mit „Weg", manchmal mit „Sinn" übersetzt.

des Fortschritts vor, von „Verbesserung" zu sprechen, und bin mir gleich bewußt, daß ihr Schatten in der Subjektivität dieses Anspruches liegt. Was „besser" ist für mein Leben, kann nur ich bestimmen, es ist nicht quantifizierbar, ja nicht einmal objektiv.

Damit können wir die HX-Verwirrung darstellen als

Fortschritt		Verbesserung
	X	
geistlos, widernatürlich		subjektiv, individuell

Wenn wir von dieser X-Lage ausgehen, können wir auch ein mögliches **H** vorschlagen, in dem Fortschritt und Verbesserung ausgewogen sind. Niemand wird in einer solchen Zukunft verzichten müssen auf das, was er oder sie für das Leben wichtig hält! Aber wir werden nicht mehr nach Dingen streben können, die nur deshalb attraktiv erscheinen, weil sie der Nachbar hat! Fortschritt wird nicht mehr bloß quantitativ zu bestimmen sein, sondern in einer breiten Diskussion aus den verschiedensten, zum Teil widersprüchlichen individuellen Bedürfnissen erarbeitet werden. Damit stehen wir aber erneut vor der Aporie von Einheit und Vielfalt, die offensichtlich zusammen mit der von Fortschritt und Verbesserung auftritt. Wir haben damit wieder ein Beispiel für die Unmöglichkeit, im Bereich der Dialektik Probleme zu isolieren und schön der Reihe nach anzugehen und zu lösen. Aporien sind wie ein Netz miteinander verstrickt, wobei freilich einige näher, andere nur entfernt miteinander verknüpft sind.

Ich weiß schon, daß diese Hoffnung zunächst utopisch klingt. Aber sie ist keine Illusion, wenn das Verlangen nach Überwindung der HX-Verwirrung so stark wird, daß der dialektische Prozeß in Gang kommt. Voraussetzung dafür ist allerdings die Gewöhnung an den Umgang mit Aporien, die durch unseren Denkrahmen bequem, aber trügerisch eliminiert werden.

Die APORIEN der HIERARCHIE

Das erste Axiom unserer Logik verlangt, daß alle Begriffe eindeutig definiert sind (siehe Kapitel „Aristoteles und die Logik des Abendlandes"). Wenn das bei einem bestimmten Begriff einmal nicht der Fall ist, dann muß er eben erst definiert werden. Aristoteles hat auch gezeigt, wie dies zu geschehen hat, nämlich durch Angabe des **nächsthöheren Oberbegriffes** und des Unterschiedes zu den Nachbarbegriffen, der **spezifischen Differenz**. Ein Stuhl ist ein Möbel zum Sitzen; ein Möbel ist ein beweglicher Teil der Einrichtung usw. Ein Rappe ist ein schwarzes Pferd, ein Schimmel ist ein weißes Pferd, ein Falbe ist ein gelbes Pferd usw. So kommen wir zur Hierarchie der Begriffe, vom Allgemeinsten bis zu dem ganz Konkreten. Wichtig ist dabei, den *nächsthöheren* Oberbegriff anzugeben, würden wir einen Stuhl als „Gegenstand zum Sitzen" bezeichnen, hätten wir keine genaue Definition, denn auch ein umgefallener Baum erfüllt diese Forderung.

Die Hierarchie ist also Werkzeug der Logik und darüber hinaus „heilige Ordnung" in fast allen übrigen Bereichen. Die soziale Struktur von Menschengruppen (Schulen, Universitäten, Betriebe usw.) folgt ihr ebenso wie das Militär und die Kirche, ja unser Wissen schlechthin.[66] So wie wir Begriffe definieren, können wir in einer Hierarchie auch Menschen bestimmen. Auf die Frage, was eine Person in ihrer Arbeitswelt *ist*, kann als ausreichende Antwort der unmittelbare Chef (nächsthöherer Oberbegriff) und der Kompetenzbereich (spezifische Differenz) genannt werden. Man könnte also meinen, die Hierarchie sei der Inbegriff der Widerspruchsfreiheit, stützt sie doch den Denk-

66 Mehr dazu in Gerhard Schwarz: Die „Heilige Ordnung" der Männer – Patriarchalische Hierarchie und Gruppendynamik, loc.cit.

rahmen der Logik. In unserer Kultur wird dies auch gerne so gesehen. Wir können zwar unsere Augen verschließen vor Aporien, ganz loswerden können wir sie aber nicht. Logik und Dialektik bilden selbst ein dialektisches Paar, keine Seite kann ganz ohne die andere für sich bleiben.

Suchen wir daher ganz bewußt nach den verbleibenden Aporien in der Hierarchie, wir werden dabei einiges lernen. Ein Blick nach China hilft dabei, weil dort zwar auch Hierarchien bekannt sind, aber unsere Logik nicht Prinzip des Denkens wurde. Als Sokrates in den Straßen von Athen wandelte, war auch in China die Zeit gekommen, das Denken zu formen. Neben den heute noch bekannten Schulen des Lao Tse und Kung Fu Tse (Konfuzius) gab es mehrere Strömungen, deren Bedeutung mittlerweile verblaßt ist. Darunter waren die Logiker, die sich ganz ähnlichen Problemen widmeten wie unsere Alten Griechen. Aber die Hierarchie der Begriffe schien ihnen unlösbare Rätsel aufzugeben. Denn unmöglich könne ein weißes Pferd ebenso Pferd sein wie ein gelbes, sind sie doch verschieden. Kung-Sun Lung argumentierte[67]: „Wenn Du ein weißes Pferd verschieden von einem gelben Pferd betrachtest, dann unterscheidest Du ein gelbes Pferd von einem Pferd. Ein gelbes Pferd von einem Pferd zu unterscheiden heißt aber, das gelbe Pferd nicht als ein Pferd zu betrachten. Aber ein gelbes Pferd nicht als Pferd und ein weißes Pferd als Pferd zu betrachten … wäre das widersprüchlichste Argument und die verkehrteste Rede.“

Dschuang Dsi, Schüler des Lao Tse und Meister des Taoismus, kritisierte die Logiker mit Recht[68]: „Diese Logiker, wie Huan Thuan und Kung-Sun Lung, unterhalten die Menschen und beeinflussen ihr Denken. Sie können andere durch ihre

67 Wing-Tsit Chan: A Source Book in Chinese Philosophy. Princeton Univ. Press (1963) S.237

68 Zitiert nach Lin Yutang: Die Weisheit des Laotse. Fischer Taschenbuch Verlag Frankfurt/Main (1990) S.36

Gegenstände zwar widerlegen, können aber ihre Herzen nicht überzeugen, da sie eigentlich nur mit Worten spielen." Dennoch verweisen sie auf eine Aporie, die sich an anderen Stellen deutlicher bemerkbar macht als in der Hierarchie der Begriffe; dort ist es die Entgegenstellung von Ober- und Unterbegriff, von Allgemeinem und Einzelnem. Je weiter wir in der Begriffshierarchie nach oben steigen, umso abstrakter werden die Begriffe, umso mehr entfernen sie sich aus der Wirklichkeit des Lebens (denken wir zum Beispiel an das „Sein" oder auch die „Pflanze" und das „Tier"). Je weiter wir nach unten dringen, umso konkreter werden die Begriffe, umso eingeschränkter und isolierter von allem Übrigen (denken wir zum Beispiel an Eigennamen, die nur ein einziges Individuum benennen). Wir können also unser **X** zunächst anschreiben, werden aber gleich einige wichtige Beispiele erläutern:

Einzelnes — Allgemeines

X

konkret, Beziehungsverlust — abstrakt, Wirklichkeitsverlust

Vielleicht mag dies abgehoben erscheinen von den Problemen des Alltags. Aber jeder Richter, der einen konkreten Fall unter ein allgemeines Gesetz „subsumiert", jeder Arzt, der die Beschwerden eines konkreten Patienten in der Diagnose einem allgemeinen Krankheitsbegriff zuordnet, steht vor diesem dialektischen Begriffspaar, er muß die beiden Seiten abwägen und zusammenbringen.

Top Down und Bottom Up

Wir haben die soziale Analogie zur Begriffshierarchie schon angedeutet; in der Logik sprechen wir bei Definitionen immer von der Bestimmung eines Begriffes durch den Oberbegriff. Analog wäre eine logisch verstandene Hierarchie die vollständige Bestimmung ihrer Mitglieder durch den jeweils unmittelbar vorgesetzten Chef. Von oben nach unten – top down – haben die Anordnungen oder Befehle weitergereicht zu werden, und das möglichst unverfälscht! Wenn aber irgendwo im mittleren Management ein Glied dieser Kette wirklich nur das nach unten weitergäbe, was von oben kommt, dann wäre es eigentlich überflüssig und könnte entlassen werden (im Scherz wird dann berichtet, „die Lücke, die er hinterließ, ersetzte ihn vollkommen"). „Flache Hierarchie" heißt dann das Ziel der Reformen.

Die Existenzberechtigung einer hierarchischen Ebene stammt, bei genauerer Betrachtung, eigentlich nur aus der angesprochenen Aporie. Was von unten an Ideen und Anregungen, aber auch an Wünschen und Beschwerden nach oben getragen wird – bottom up – muß mit den Anordnungen und Befehlen, die – top down – von oben kommen, in Einklang gebracht werden. Jedes einzelne Mitglied der Hierarchie steht genau so vor dieser Aufgabe wie die Gruppe als Ganzes, die einen Ausgleich beider Strömungen zu organisieren hat. Wer eine Seite bevorzugt, wird schnell den Schatten der anderen aufzeigen, und wir kommen damit zu unserem **H**:

BOTTOM UP kreative Beteiligung		TOP DOWN klare (Befehls-)Struktur
	H	
Grabenkämpfe, Faustrecht		Entmündigung

Statt „Grabenkämpfe“ und „Faustrecht“ könnten wir für den Schatten der kreativen Beteiligung auch einfach „Chaos“ schreiben, es wäre ebenso richtig. Ich vermeide aber gerne diesen Begriff, weil er zu unspezifisch ist. „Chaos“ paßt als Schatten der Freiheit auch in der Aporie von Freiheit und Ordnung, zur Vielfalt in der Aporie von Einheit und Vielfalt und so weiter. (Nicht daß es falsch wäre, aber es ist zu undeutlich.)

Erst wenn die Vertreter klarer Strukturen und Anordnungen einsehen, daß sie zum Wohle des Ganzen die Mitarbeiter nicht entmündigen dürfen, wenn die Vertreter kreativer Beteiligung die Gefahren des Zerflatterns und der daraus entstehenden Reibungsverluste erkannt haben, kann der dialektische Prozeß aus der HX-Verwirrung in die nächste Phase treten. In der Zeit großer Angst vor der japanischen Konkurrenz hat einmal ein Manager eines großen Autokonzerns die japanische Lösung dieser Aporie erklärt; dort werden Entscheidungen nicht zuerst getroffen und dann durch die Ebenen der Hierarchie nach unten gereicht. *Vor* der Entscheidung wird das anstehende Problem nach unten bekannt gegeben und Lösungsvorschläge sowie Präferenzen von dort gesammelt. Erst auf Grund dieser Kenntnisse von unten wird dann entschieden und das Ergebnis wieder nach unten bekannt gemacht. Die Zustimmung der Betroffenen ist damit zumindest berücksichtigt, wenn nicht gar erreicht worden.

Der Kampf der Geschlechter

Die unsinnigen Betrachtungen des Kung-Sun Lung (S.**109**) bekommen sofort tiefere Bedeutung, wenn wir nur die Begriffe gegen emotional stärker belastete austauschen: „Wenn Du einen Mann verschieden von einer Frau betrachtest, dann unterscheidest Du eine Frau von einem Menschen. Eine Frau von einem Menschen zu unterscheiden heißt aber, die Frau nicht als einen

Menschen zu betrachten. Aber eine Frau nicht als Mensch und einen Mann als Mensch zu betrachten … wäre das widersprüchlichste Argument und die verkehrteste Rede."

Kaum jemand wird wagen, dies so deutlich auszusprechen, aber eigentlich haben die Menschen immer danach gehandelt. In manchen Sprachen kann diese Aporie gar nicht so formuliert werden, weil zum Beispiel das englische „man" oder das französische „homme" sowohl Mann als auch Mensch bedeutet, während für „Frau" ein anderes Wort verwendet wird (woman oder femme). Der Kampf der Geschlechter kann und soll nicht in einem einfachen H-Schema dargestellt werden, zu viele Aporien sind dabei angesprochen, der Vielschichtigkeit dieses Elementarwiderspruches würden wir damit nicht gerecht.

In der obigen Form haben wir uns auf die Aporie von Allgemeinem und Einzelnem, von Ober- und Unterbegriff bezogen: Sowohl Männer als auch Frauen sind Menschen, und doch fehlt jedem Geschlecht die andere Seite zur Vollkommenheit. Zwar können Männer ihre weiblichen Komponenten, Frauen ihre männlichen Komponenten in sich aufleben lassen, bleiben aber doch stets Mann oder Frau. Die Sehnsucht nach dem Ganzen brennt als erotische Liebe in den Herzen und drängt nach geistiger, seelischer und körperlicher Vereinigung, nach einer Synthese, die anzustreben höchste Erfüllung sein kann, obwohl sie nicht dauerhaft erreichbar ist.

Wir haben schon erwähnt, daß Martin Heidegger die Aporie mit den Worten beschrieben hat[69]: „Der größte Kampf aber ist die Liebe, weil sie den tiefsten Streit erregt, um in seiner Bewältigung sie selbst zu sein!" Hegel sagt, Liebe heißt „im anderen bei sich zu sein", und die kürzeste philosophische Weise, die Synthese dieser Dialektik auszudrücken, ist der Satz: „Der Mensch ist zwei!"

69 Siehe Fußnote 31 im Kapitel „Sein und Werden".

Warum will es so selten gelingen, die Prüfung zu bestehen und den dialektischen Prozeß wenigstens aus der HX-Verwirrung herauszuführen? Ich glaube, eine der Ursachen liegt in der oben angesprochenen Verknüpfung mehrerer Aporien. Wer schon anerkennt, daß Männer und Frauen nur *gemeinsam* die Menschheit darstellen, wer individuell mit dem anderen Geschlecht in glücklicher Eintracht zu leben vermag, muß dennoch die Aporie von Unterscheiden und Vereinen erst bestehen.

unterscheiden vereinen

X

trennen egalisieren

„Unterscheide, ohne zu trennen!" war doch einer der Ansprüche, um diese Aporie zur Balance zu führen. Gesellschaftlich sind wir noch nicht sehr weit damit gekommen; der Kampf der Geschlechter hat seine Schwester im Streit um die „Gleichberechtigung", und da beobachten wir noch immer zwei Lager, die einander ihre Schatten vorwerfen. Wer von Unterschieden spricht, wird sofort der Diskriminierung bezichtigt, und wer von Gleich*berechtigung* spricht, wird der Gleich*macherei* verdächtigt. „Gleichberechtigung, ohne zu egalisieren!" wäre also die notwendige Ergänzung des anderen Anspruches, um den dialektischen Prozeß aus der HX-Verwirrung zu führen.

Noch sind wir nicht so weit, noch spielt sich eine dritte Aporie in den Vordergrund, die Aporie von Fortschritt und Verbesserung. Allzuoft wird nämlich versucht, das Problem quantitativ zu lösen und Quoten einzuführen, die zu erfüllen sind. So heißt es etwa im österreichischen Bundesgesetz über die Organisation der Universitäten von 1993 im Paragraph 39:

„(1) Alle Organe im Sinne dieses Bundesgesetzes haben bei der Behandlung von Personalangelegenheiten darauf hinzuwirken, daß in allen universitären Arbeitsbereichen ein ausgewogenes Zahlenverhältnis zwischen den an der Universität tätigen Männern und Frauen erreicht wird. …

(2) (Verfassungsbestimmung) Vorübergehende Sondermaßnahmen von Universitätsorganen zur beschleunigten Herbeiführung der De-facto-Gleichberechtigung von Mann und Frau im Sinne des Art. 4 der UN-Konvention zur Beseitigung jeder Form der Diskriminierung der Frau … gelten nicht als Ungleichbehandlung …"

Dazu bedurfte es einer Zweidrittelmehrheit im Parlament, denn diese Regelung mußte als Verfassungsbestimmung erlassen werden, um nicht mit dem Gleichheitsgrundsatz in Widerspruch zu kommen und damit ungültig zu werden. Ob dieser „Fortschritt" auch als „Verbesserung" gelten darf wage ich zu bezweifeln und befinde mich damit in Übereinstimmung mit einigen Frauen meiner Universität. Freilich nur mit einer Minderheit, denn wir sind ja leider noch im Zustand der HX-Verwirrung, wo zwei Seiten ihren jeweiligen Standpunkt so lange verteidigen müssen, bis sich der Prozeß weiter entwickeln kann.

Gesellschaftlich liegt also noch ein weiter Weg vor uns, der Einsatz, aber auch Geduld erfordert. Individuell kann jeder seinen Weg beschreiten, wir haben oben von der erotischen Liebe gesprochen ohne sie als Ziel einer H-Lage darzustellen. Aber es gibt eine verwandte Aporie, die wir nun doch mittels unseres Schemas betrachten wollen.

Selbstverwirklichung und Gemeinschaftssinn

Im Kapitel „Sein und Werden" haben wir als Synthese formuliert: Werde, was du bist! Oft wird dies als Forderung nach Selbstverwirklichung verstanden, aber dabei ist Vorsicht geboten, denn wenn Selbstverwirklichung auf Kosten anderer angestrebt wird, fällt sie in ihren Schatten, den Egoismus.

Altruismus ist der logische Gegensatz zum Egoismus und daher der Schatten des dialektischen Gegenbegriffes zur Selbstverwirklichung, den ich „Gemeinschaftssinn" nennen möchte. (Ich spreche nicht von Liebe, weil ich mit diesem schönen, aber vielstrapazierten Wort erst die Synthese oder zumindest den Weg zu ihr, das aufrichtige Streben nach Ausgleich bezeichnen will.) Unser **H** ist also gefunden:

Gemeinschaftssinn **H** Selbstverwirklichung

Altruismus Egoismus

Wer kennt nicht die beiden widerstreitenden Ansprüche in seiner Brust: Wir wollen uns vor anderen auszeichnen und zugleich mit ihnen eins sein, in einer Gruppe Geborgenheit finden. „Wer unter Euch der Erste sein will, sei aller anderen Knecht"[70] ist eine der ältesten und kürzesten Formulierungen der Synthese. Die Schwierigkeit liegt darin, Knecht sein zu wollen, um Erster zu werden, und Erster zu werden, um dienen zu können, und das sollte ehrlich gemeint sein und nicht bloß Lippenbekenntnis. Der Streit in unserer Brust entspricht dem **X**:

Gemeinschaftssinn **X** Selbstverwirklichung

Altruismus Egoismus

Wer an sich selbst zweifelt, wird andere nicht einschätzen können, und wer an Mitmenschen wenig Interesse zeigt, wird schwer zu sich selbst finden. „Liebe Deinen Nächsten wie Dich

70 Mk 9.36

selbst!" schlägt daher das christliche Gebot als Synthese vor, die es anzustreben gilt. Sorgen und Nöte nahestehender Menschen lindern zu helfen, um mit sich selbst im reinen zu sein, die eigenen Probleme aber nicht anderen aufzuhalsen, könnte der Weg sein aus der HX-Verwirrung in der eigenen Brust. Damit erkennen wir auch die Nähe dieser Aporie zu der von Toleranz und Auseinandersetzung, die im ersten Teil des Buches beschrieben ist.

In einer Gruppe werden die beiden Seiten – Selbstverwirklichung und Gemeinschaftssinn – wieder bei verschiedenen Mitgliedern unterschiedlich vertreten sein. Die Gruppe wird sich umso wohler fühlen, umso energischer agieren können, je ausgeglichener die beiden Seiten vertreten sind und je besser die beiden Schatten – Egoismus und Altruismus – in der eigenen Brust der Mitglieder als Gegner erkannt und ins Licht gehoben, bekämpft worden sind.

Wem es gelingt, die HX-Verwirrung in seinem Leben zurückzulassen und die H-Lage anzustreben, dem wird „natürliche Autorität" bescheinigt. Künstliche Autorität beruht auf Äußerlichkeiten wie Titel oder Rang in einer Hierarchie und sagt nichts über die wahren Fähigkeiten des Menschen aus. Deshalb bedaure ich, wenn manchmal Autorität schlechthin als verwerflich angesehen wird. Auch hier gilt es zu unterscheiden zwischen dem Begriff und seinem Schatten, denn nur letzterer sollte vermieden werden.

VERANTWORTUNG und SORGFALTSPFLICHT

Der größte Erfolg des abendländischen Denkrahmens der Neuzeit liegt im Ermöglichen des Checklist-Verhaltens, wir haben Beispiele angeführt. In diesem Bereich kommt es darauf an, die Anweisungen der relevanten Checklist sorgfältig zu befolgen und richtig auszuführen. Jegliche Schlamperei kann zu Katastrophen führen; außer der Pflicht zur Sorgfalt gibt es keine weiteren Einschränkungen, weder Mut noch Entscheidungsfreude, weder emotionale Beteiligung noch Spaß am Geschehen sind gefordert.

Aber wir haben auch gesehen, daß das Checklist-Verhalten seine Grenzen dort hat, wo es um zwischenmenschliche Kommunikation oder um den Sinn von Handlungen und Entscheidungen geht. Was geschieht, wenn eine Person oder eine ganze Gesellschaft das Checklist-Verhalten zum Götzen werden läßt und immer und überall durchsetzt? Wenn etwa Prüfungen mittels standardisierter Fragen („multiple-choice") vom Computer durchgeführt werden und der Prüfer dann einem unglücklichen Kandidaten sagen kann: „Ich persönlich halte Sie gar nicht für schlecht, ich würde Sie gerne positiv beurteilen, aber leider hat der Computer anders entschieden!" Wenn ein Manager ganz genau weiß, daß ungewöhnliche Entscheidungen sein Unternehmen retten könnten, sich aber wegen der vorliegenden Daten nicht getraut, sie zu treffen? Wenn ein Arzt einen Eingriff durchführt, weil es die Diagnose verlangt, er aber ganz genau weiß, daß damit mehr Schaden als Nutzen verbunden ist?

Dann fällt die Pflicht zur Sorgfalt in ihren Schatten und wird zum Kadavergehorsam oder zur Datenanbetung. Also ist Sorgfaltspflicht wieder nur eine Seite eines dialektischen Paares, das zur Synthese geführt werden will. Wie können obige

Beispiele vernünftig zu Ende gebracht werden? Indem die Angesprochenen Verantwortung übernehmen und ihrem Gewissen folgen, weil die Checklist im menschlichen Bereich ihren Sinn verloren hat. Verantwortung übernehmen heißt aber, nicht sicher zu sein, was das Ergebnis der Entscheidung sein wird! Ja Verantwortung darf überhaupt nur dort übernommen werden, wo niemand mit Sicherheit sagen kann, was richtig und was falsch ist, sonst sind wir im Bereich der Checklist und müssen sorgfältig das Richtige tun. In diesem Sinne ist das Paar Verantwortung und Sorgfaltspflicht der Aporie von Freiheit und Ordnung nahe verwandt. Verantworten muß ich freie Entscheidungen, wenn ich nicht weiß, was daraus folgen wird, wenn ich aber bereit bin, für die Konsequenzen einzustehen, sie anzuerkennen, eben die Verantwortung dafür zu übernehmen.

Wenn Verantwortung in den Bereich getragen wird, wo eine vernünftige Checklist vorliegt, dann fällt sie in ihren Schatten und wird zur Selbstherrlichkeit.

Verantwortung		Sorgfaltspflicht
	H	
Selbstherrlichkeit		Kadavergehorsam Datenanbetung

Wir haben schon beim Besprechen der Checklist im ersten Teil des Buches diese Aporie angedeutet, als wir sagten, ein Abgehen vom sklavischen Festhalten an einer Checklist könne manchmal Unheil verhindern, darf aber nicht zugelassen werden, weil dies langfristig mehr Schaden als Nutzen brächte. Mit anderen Worten, die Entscheidung, von einer Checklist abzuweichen, muß *verantwortet* werden, sie ist selbst nicht im Bereich der Sorgfaltspflicht anzusiedeln!

Die österreichische Kaiserin Maria Theresia hat dies schon im 18. Jahrhundert durch ihren bekannten Orden deutlich gemacht: Der Orden wurde am 18. Juni 1757 gestiftet und für militärische Erfolge vergeben, besonders wenn sie durch Nichtbeachtung eines Befehls erzielt worden waren. Wer also seinen Kadavergehorsam überwinden konnte, hatte entweder im richtigen Augenblick Verantwortung übernommen und wurde mit dem Orden ausgezeichnet, oder er war in den Schatten gefallen und wurde wegen Selbstherrlichkeit (Ungehorsam gegen einen Befehl) hingerichtet.

Verantwortung		Sorgfaltspflicht
	X	
Selbstherrlichkeit		Kadavergehorsam Datenanbetung

Selbstherrlichkeit im Bereich der Sorgfaltspflicht ist dumm! Wer in seinem Wagen auf der Autobahn zu einem wichtigen Termin unterwegs ist und beim Aufleuchten einer Warnlampe (Öldruck oder Motortemperatur) nicht anhält, ist dumm, denn er handelt gegen die Checklist. Wer bei Krisen in einer Partnerschaft nicht selbst entscheidet, sondern sich nach Anweisungen anderer richtet (etwa moralische Gebote oder Autoritäten), ist feige. *Kadavergehorsam im Bereich der Verantwortung ist feige*! Wer imstande ist, aus seiner ganz persönlichen HX-Verwirrung herauszutreten und die H-Lage anzustreben, befindet sich auf einer Gratwanderung zwischen Dummheit und Feigheit! Weil Synthesen nie stabil, immer labil und wankend sind, ist es unvermeidlich, einmal links, einmal rechts von diesem Grat abzustürzen. Das ist deshalb keine Schande, weil es unvermeidlich ist; aber es wäre fatal, nicht sofort wieder mit dem Aufstieg zu beginnen. Das aber bedarf der Übung.

Darum bedaure ich, daß unser Bildungswesen so wenig Bedacht auf diese Übungen nimmt! Entscheidungen haben Konsequenzen, die verantwortet werden müssen; das sollte schon in jungen Jahren an einfachen Beispielen, die nicht ein ganzes Leben vernichten können, erfahren werden. Wer mutwillig etwas zerstört, darf zwar nicht aus der Gemeinschaft gestoßen werden, aber er muß für den Schaden geradestehen und ihn – wenn möglich – wiedergutmachen. Wer in einem Gegenstand mit „nicht genügend" beurteilt wird, kann nicht ohne weiteres aufsteigen, denn die Leistung war ja nicht genügend. Wenn die Ordnung vorsieht, daß mit dieser Leistung doch fortgesetzt werden kann, dann sollte man den Begriff ändern (etwa in „noch genügend"), aber die Aussage „es war nicht genügend, hat aber keine Konsequenzen" ist im Hinblick auf unsere Aporie ein falsches Signal!

Immer wieder hören wir erschüttert von jungen Menschen, die ihr Leben durch Leichtsinn und unsinniges Fehlverhalten geradezu wegwerfen. Wenn jemand im Besitz von Rauschgift in ein Land einreist, das darauf die Todesstrafe setzt, wenn ein anderer bei glatter Straße auf schwerem Motorrad die Vernunft beiseitelegt und mit überhöhter Geschwindigkeit aus der Kurve fliegt, so hat er die Konsequenzen nicht wirklich bedacht. „Es wird schon nicht so schlimm kommen" mag ihm – vielleicht unbewußt – als Motto gedient haben, als er die Entscheidung traf. Wer niemals die Konsequenzen seiner Entscheidungen spüren mußte, wird allzuleicht versagen, wenn es um wirklich ernste Dinge, ja wenn es um das Leben geht. Freilich ist dies nicht die einzige Ursache für das Fehlverhalten, das darf aber nicht als Entschuldigung dienen für das Versagen unserer Erziehung.

Das obige Beispiel mit der Warnlampe mag dagegen unrealistisch erscheinen, wer sollte schon so dumm sein, nicht anzuhalten? Es hat aber durchaus seine Entsprechung in Fällen, die noch viel tragischer geendet haben als es im Beispiel möglich gewesen wäre. Im Februar 1996 fuhr eine Boeing 757 einer

Chartergesellschaft mit 176 Passagieren und 13 Besatzungsmitgliedern am Gregorio Luperon Flughafen von Puerto Plata in der Dominikanischen Republik zum Start Richtung Frankfurt. Da bemerkte der Kapitän, daß seine Geschwindigkeitsanzeige nicht funktionierte. Trotzdem kehrte er nicht um. Noch beim Beschleunigen auf der Startbahn, zu einem Zeitpunkt, da ein Anhalten des Flugzeuges noch möglich gewesen wäre, sagte er zum Co-Piloten[71]: „Mein Geschwindigkeitsanzeiger funktioniert nicht", und dieser antwortete: „Ja, Ihrer funktioniert nicht. Hundertzwanzig (Meilen pro Stunde)." Darauf der Kapitän: „Funktioniert Ihrer?", und auf die bejahende Antwort des Co-Piloten sagte er einfach: „Sagen Sie mir (die Geschwindigkeit)." Nach nur sieben Minuten unterschritt das Flugzeug die zum Fliegen notwendige Mindestgeschwindigkeit, stürzte ins Meer und versank in über zwei Kilometer tiefem Wasser.

Aggression und Gelassenheit

Aggression wird in unserem Sprachgebrauch fast immer negativ besetzt. Ein Aggressor ist der Böse, wer aggressiv ist, stört und zerstört. Aber jede Geburt ist eine Form der Aggression, jede deutliche Selbstdarstellung kann so aufgefaßt werden, ein Musiker kann aggressiv spielen und gerade dadurch höchste Wirkung erzielen. Aggression ist die eine Seite eines dialektischen Paares und hat darum ihren Schatten, die Gewalt. Wir reduzieren beim Sprechen den schillernden Begriff auf seinen Schatten und umgehen damit die Aporie. Sexuelle Praktiken können aggressiv und doch erwünscht sein, jeder Berater setzt die Grenze zur Gewalt erst dort, wo die Zustimmung der Betroffenen nicht mehr gegeben ist.

---

71 „My airspeed indicator's not working." – "Yes. Yours is not working. One twenty (mph)." – "Is yours working?" – "Yes, Sir." – "You tell me (the ground speed)." The Black Box, loc.cit., S.49f

Der Gegenbegriff ist die Gelassenheit; wer nur Gewalt bekämpft, stürzt aber in ihren Schatten und wird nachgiebig, ja willenlos. Wir wollen mit dem Zustand der HX-Verwirrung beginnen:

Gelassenheit Aggression

X

Willenlosigkeit Gewalt

Ganz offensichtlich ist auch diese Aporie der von Toleranz und Auseinandersetzung aus dem ersten Teil des Buches nahe verwandt. Betrachten wir sie zunächst als Aporie in der Brust eines Menschen. Wenn wir direkt bedroht werden, in unserer Selbstachtung oder gar körperlich, müssen wir uns stellen. Soll ich mich wehren? Soll ich mich zurückziehen? Ich will keine Gewalt, also erscheine ich willenlos! Ich will nicht feige sein, also kämpfe und verletze ich. In dieser Situation sind (mindestens) zwei Menschen schon durch ein starkes Band vereint, sonst kommt es nicht zu Angriffen. Den anderen zu verletzen heißt dann auch, sich selbst zu beschädigen, und zurückzuziehen bedeutet auch, das Band zu zerreißen.

In konkreten Situationen mag es (getreu dem logischen Axiom vom ausgeschlossenen Dritten) keine Alternative geben. Aber im Laufe des Lebens können wir an diesem Widerspruch wachsen und zur H-Lage reifen. „Heitere Gelassenheit" als Lebenshaltung könnte das Ziel sein, eine humorvolle Verbindung von gewaltfreier Aggression (im Sinne von Selbst-Behauptung) und willensstarker Gelassenheit.

Gelassenheit Aggression

H

Willenlosigkeit Gewalt

Viel schwieriger wird der dialektische Prozeß in der Gesellschaft, wenn viele Menschen daran beteiligt sind. Die „aktive Gewaltlosigkeit“ des Mahatma Gandhi als politisches Prinzip sollte den Weg zur Synthese vorgeben. Wir wissen aber, daß dieser Weg nur beschritten werden kann, wenn die Einsicht auf beiden Seiten gegeben ist. Solange dies nicht der Fall ist, bleibt es bei der HX-Verwirrung, und Gewalt ist leider unvermeidlich. Dies ist ja gerade das Problem pazifistischer Parteien, daß auch sie auf militärische Einsätze – also Gewalt – nicht vollständig verzichten können, wollen sie sich nicht der Illusion bezichtigen lassen. Die Frage heißt bei dialektischen Problemen nie „Gewalt, ja oder nein“ im Sinne des Entweder-Oder, sondern vielmehr wann, in welcher Form und wieviel Gewalt notwendig ist, um den dialektischen Prozeß zu unterstützen, also den totalen Absturz in Gewaltorgien zu unterbinden. Entweder-Oder gehört in den Bereich der Logik! Wenn Begriffe ihren Schatten haben, gilt es abzuwägen, wann und wo die Nachteile des Schattens in Kauf zu nehmen sind, um den Prozeß der Entwicklung nicht völlig abbrechen zu lassen und von neuem beginnen zu müssen.

Ich bekenne mich gerne als Pazifist! Aber ich muß sofort hinzufügen, ich bin nicht einer jener Pazifisten, die das Militär mit Lust als Feindbild aufbauen, um es zu bekämpfen.

GLAUBE und WISSEN

Ich will dieses Buch nicht beenden, ohne meine ganz persönliche Einstellung zu jener Aporie darzustellen, die in unserer Zeit gerne verdrängt wird, aber doch zur Grundlage aller menschlichen Existenz gehört. Stehen Wissen und Glaube im logischen Entweder-Oder? Heißt glauben, nicht zu wissen, und braucht der Wissende keinen Glauben? Oder handelt es sich wieder um ein dialektisches Paar, das zur Vereinigung drängt, das nach einer Synthese verlangt? Wenn dem so ist, was sind dann die Schatten der beiden Seiten?

Ehe wir darangehen, das Problem in einem H-Schema aufzulösen, wollen wir uns vergewissern, daß mit dieser Frage mehr als eine Aporie verbunden ist. Es geht letztlich um die Frage nach dem Sinn schlechthin, dem Sinn unseres endlichen Lebens wie auch dem Sinn der Schöpfung als Ganzem. Was ist der Sinn eines Lebens, das weiß, daß es sterben muß? Was ist der Sinn eines unermeßlich großen Universums, in dem in irgendeinem entlegenen Winkel der Mensch diese Frage stellt? „Stehen die Toten nicht auf, so laßt uns essen und trinken, morgen müssen wir ja sterben", heißt es im Neuen Testament[72], und Stephen Weinberg, Nobelpreisträger der Physik, endet sein Buch über die Entstehung des Universums resigniert mit den Worten[73]: „Je begreiflicher uns das Universum wird, umso sinnloser erscheint es auch."

Je mehr wir wissen, umso mehr scheint der Sinn des Seins zu entschwinden. Aber haben wir nicht im Kapitel „Platon und die Dialektik" erkannt, daß zum Wesen der Dialektik die Einsicht

72 1.Kor.15.32

73 Stephen Weinberg: Die ersten drei Minuten: Der Ursprung des Universums. Deutscher Taschenbuch Verlag, München 1994.

gehört, das wahre Wissen, die Weisheit, sei gerade das Erkennen der Grenzen alles Wissens? Können wir das dialektische Paar „Wissen und Glaube" dem Paar „Wissen und Weisheit" oder gar „Logik und Dialektik" verwandt sehen? Dagegen spräche nur die Geschichte der Menschheit seit den Gründern der großen Weltreligionen, da sich in Religionsgemeinschaften und Kirchen ein Ritus oder gar eine Dogmatik entwickelt hat, die wenig vom Nicht-Wissen spricht, die eher versucht, auch Glaubensfragen zu beantworten, statt sie als Fragen für den einzelnen zur Aufgabe werden zu lassen. In allen Religionen sind einzelne – große Mystiker – den Weg der Verinnerlichung gegangen, der sie offensichtlich zu höchster Einsicht geführt hat, die aber nicht als Wissen zu vermitteln ist. Haben wir damit wieder eine Aporie erfaßt? Der Unvermeidlichkeit verbindlicher Riten (oder gar Dogmen) steht die Notwendigkeit des ganz individuellen Weges entgegen! Wenn die höchste Einsicht nur als Synthese dieser Aporie zu erreichen ist, erhebt sich sofort eine weitere Frage, die nach Einheit und Vielfalt der Glaubensgemeinschaften. Gibt es Eine Wahrheit oder ist Wahrheit doch relativ? Haben alle Religionen irgendwie recht, auch wenn sie einander zu widersprechen scheinen?

Schon haben wir drei Aporien identifiziert und sind noch gar nicht zur brennendsten Frage vorgedrungen, zum Problem der Endlichkeit des individuellen Daseins. Im Kapitel „Zeit und Ewigkeit" haben wir das Problem berührt, wollen aber doch noch deutlicher werden und die Aporie schärfen: Gibt es nur eine Welt in der Zeit mit Anfang und Ende und Nichts vorher und nachher, oder gibt es eine diesseitige Welt in der Zeit (die Immanenz) und eine jenseitige Welt in der Ewigkeit (die Transzendenz)? Wenn die Antwort auf die zweite Wahl fällt, dann fordert sie freilich einen dialektischen Prozeß, der die Aporie zur Synthese führt. Könnte es der Weg des Glaubens sein, dies im Leben anzustreben?

Die Aporien

Ich will zunächst versuchen, die nun erschlossenen Aporien im H-Schema darzustellen, bin dabei aber durchaus unsicher, weil Mißverständnisse kaum auszuschließen sind. Es geht ja gerade um einen Gegenstand, der letztlich unfaßbar bleiben muß, und jeder Versuch, ihn trotzdem zu fassen, heißt ihn zu verlieren. Daher gebe ich an jedem Ende des **H** mehrere Begriffe zur Auswahl und bitte meine Leserinnen und Leser, daraus die Ihnen gemäß erscheinenden auszuwählen oder durch eigene zu ersetzen. Erst darnach will ich meine ganz persönliche Sicht der Synthesen darstellen, nicht als „Lösung", sondern als Anregung zum Nachdenken und Aufspüren Ihres eigenen Weges.

Daß der Schatten des Wissens in der Sinnentleerung liegt, haben wir schon gesagt. Er kann aber auch zur Überheblichkeit und Selbstherrlichkeit führen, ganz im Sinne der Aufklärung des 18. Jahrhunderts, da etwa Voltaire von der neuen Religion der Wissenschaft sprach; er schrieb am 15. November 1732 an den Physiker Maupertuis[74]: „Ihr erster Brief hat mich auf die neue Newtonsche Religion getauft, Ihr zweiter hat mir die Firmung gegeben. Ich bleibe voller Dank für Ihre Sakramente. Verbrennen Sie, bitte, meine lächerlichen Einwürfe. Sie stammen von einem Ungläubigen. Ich werde auf ewig Ihre Briefe bewahren, sie kommen von einem großen Apostel Newtons, des Lichts zur Erleuchtung der Heiden."

Der Schatten des Glaubens kann Fanatismus sein, kann aber auch Selbstaufgabe bedeuten, wenn wesentliche Entscheidungen über „Gottesurteile" dem „Herrn" übertragen werden. Wir haben also folgendes **H**:

74 Zitiert nach M.Schramm: Natur ohne Sinn? Das Ende des teleologischen Weltbildes. Styria Verlag, Graz (1985).

Wissen		Glaube
	H	
Sinnlosigkeit, Selbstherrlichkeit		Fanatismus, Selbstaufgabe

Die Aporie von mystischem Erleben und starrem Ritus zeigt uns ihre Schatten, wenn wir jeweils eine Seite absolut setzen. Beharren auf Ritus und Dogmatik hat zum Ausschluß, zu Ketzerverbrennungen, ja zu Glaubenskriegen geführt. Beharren auf der Notwendigkeit mystischer Erlebnisse ohne Bezug auf irgendeine Gemeinschaft führt zur Vereinzelung oder gar Vereinsamung (im Sinne von Eremiten), kann aber auch zur Überheblichkeit führen, wenn sich einzelne als „Auserwählte“ empfinden, die näher an der Wahrheit sind als die übrigen.

gelebter Glaube mystische Erlebnisse		Ritus Dogmatik
	H	
Vereinzelung Vereinsamung „Auserwählte“		Ausschluß Ketzerverbrennung Glaubenskriege

Die Aporie von Einheit und Vielfalt, bezogen auf Glaubensgemeinschaften, ist eines der brennenden Probleme des 21. Jahrhunderts, werden doch viele andere Aporien wie zum Beispiel die von Zugehörigkeit und Fremdheit auf religiöse Fragen verschoben (man denke nur an den Streit um äußere Zeichen des Glaubens, wie etwa das christliche Kreuz in Klassenzimmern oder das muslimische Kopftuch). Wir können das **H** aus dem Kapitel „Einheit und Vielfalt“ übernehmen, wollen aber die Begriffe noch auf die hier wichtige Frage spezialisieren.

Vielfalt der Religionen	Einheit der Wahrheit

H

Beliebigkeit	Uniformität
Desinteresse	Missionierung

Schließlich bleibt noch die letzte, fundamentale Aporie zu fassen. Dazu finden wir in vielen Religionen Aussagen der jeweiligen Gründer. Wer nur das Leben in der Welt sieht und „nachher" Nichts vermutet, muß seine Zeit nützen und möglichst viel Lust erleben. Wer das „eigentliche" Leben erst nach dem Tod vermutet, darf vorher entweder gar nichts tun, denn er könnte ja nachher dafür büßen müssen (Askese), oder er muß sich irgendwie schon vorher mit der jenseitigen Welt in Verbindung setzen, um zu erfahren, was denn das Richtige sei (Esoterik). Um allzugroßen Mißverständnissen vorzubeugen, muß ich aber gleich dazusagen, die Antwort *aller* Erlösungsreligionen wendet sich gegen diese Alternative und erkennt als Sinn des Lebens die Synthese, die Erlösung (oder Erleuchtung) aus diesem Dilemma.

Zeit	Ewigkeit
Welt	Sinn
Diesseits	Jenseits
Immanenz	Transzendenz

H

Lustprinzip	Askese
Materialismus	Esoterik

Mein Weg zur Synthese

Es gilt nicht nur, die vier Aporien einzeln aus der HX-Verwirrung zu führen, es gilt auch, sie alle zugleich ernst zu nehmen und eine umfassende Lösung anzustreben. Das ist freilich eine Aufgabe, die ein ganzes Leben in Anspruch nehmen kann, um überhaupt klar erkannt zu werden. Darum spricht auch Buddha vom „achtfachen *Weg*“, das chinesische Tao kann mit *Weg* übersetzt werden, und Jesus sagt: „Ich bin der *Weg*, die Wahrheit und das Leben.“

Nun wäre das einfachste, sich vor allen Schatten der vier Aporien zu hüten und sie zu überwinden. Aber das wäre ja nur ein negativer Vorschlag, dem erst die Anstrengung der Synthese folgen muß, damit er fruchtbar wird. Zur letzten Aporie haben wir schon einiges im Kapitel „Zeit und Ewigkeit“ gesagt. Ich sehe in der Botschaft aller Erlösungsreligionen die Aufforderung, das Entweder-Oder von Immanenz und Transzendenz zu überwinden und sie als zwei Seiten *einer einzigen* Welt zu erkennen. Etwa wenn Siddhartha Gautama – der Buddha – sagt[75]: „Deshalb sollten die Menschen dem Pfad der Erleuchtung folgen, bis in ihren Gedanken irdische Leidenschaften und Erleuchtung eins geworden sind.“

Oder wenn der Taoist Dschuang Dsi sagt[76]: „Darum halte ich mich auf der einen Seite zurück von allem Moralbetrieb und auf der andern Seite von allem zügellosen und unwahren Wandel.“

Schließlich wenn Jesus sagt: „Wer an ihn (den Sohn Gottes) glaubt, wird nicht gerichtet; wer aber nicht glaubt, der *ist schon* gerichtet, weil er nicht glaubt.“[77] Jesus wendet sich damit gegen die Vorstellung „Sünde im Diesseits – Strafe im Jenseits“, die der HX-Verwirrung entstammt. Sünde und Strafe sind *identisch*, Sünde wird nicht bestraft, weil sie schon Strafe ist! Sünde ist das Gegenteil von Liebe, und wer sündigt, bestraft sich selbst, weil er an der Möglichkeit der Liebe vorbeilebt.

---

75 Die Lehre Buddhas. 4.Auflage. Bukkyo Dendo Kyokai, Tokyo (1984) S.60

76 Dschuang Dsi, loc.cit., S.107

77 Jo 3.18 (Hervorhebung von mir)

Wem die Synthese gelingt, der ist erlöst oder erleuchtet, nicht mehr zwischen Welt und Sinn hin- und hergerissen, er oder sie lebt immanent und transzendent zugleich, ist *in* dieser Welt, aber nicht *von* dieser Welt.

Schon an diesem Beispiel wird klar, daß ich die zentrale Aussage der Erlösungsreligionen einheitlich sehe, daß die Vielfalt (die Unterschiede) dieser Einheit dient, indem sie auf die Traditionen und kulturellen Eigenheiten der Völker Rücksicht nimmt und dieselbe Botschaft in die jeweils passendsten Worte und Gleichnisse kleidet. Ich bekenne jedoch, daß ich bezüglich des Islam noch Schwierigkeiten habe, die sich vielleicht eines Tages auflösen lassen. Wenn es aber in der deutschen Übersetzung des Koran[78] heißt: „Und das irdische Leben ist nur ein Spiel und ein Scherz; und wahrlich, das jenseitige Haus ist besser für die Gottesfürchtigen“[79] oder: „Laß daher nur solche für die Religion Allahs kämpfen, welchen dieses Leben feil ist für das zukünftige“[80], dann bleibt für mich ein unaufgehobener Widerspruch zum Jesuswort „Er (Gott) ist doch nicht der Gott von Toten, sondern von Lebenden.“[81]

Wer die Synthese zu seinem Lebensziel erkoren hat, wird die Widersprüche zur offiziell gepredigten Lehre seiner Kirche ertragen können. Ich sehe in den Dogmen nicht Lehrsätze im Sinne der Naturgesetze meiner Wissenschaft, sondern Aufforderungen, sich den Aporien des Glaubens zu stellen und sie aus der HX-Verwirrung zu führen. Die Einheit von Gott und Mensch haben wir schon im Kapitel „Aristoteles und die Logik des Abendlandes“ angesprochen, sie war Beispiel für die Unhaltbarkeit der logischen Axiome im Bereich des Glaubens.

78 Ich muß jedoch betonen, daß für Muslime nur das arabische Original als Koran gilt.

79 Sure 6, Vers 32

80 Sure 4, Vers 75

81 Mt 22.32

Deshalb fasse ich die Dogmatik im Sinne der Maieutik des Sokrates auf, als Hilfe für den Weg des Glaubens, der von dort ausgeht, um zu einem persönlichen Ende zu kommen. Was immer meine Kirche in der Geschichte an Schuld auf sich geladen haben mag, ich bin ihr dankbar, denn sie hat mir ermöglicht, die wunderbare Botschaft des Jesus von Nazareth kennen zu lernen; ohne sie hätte ich wohl nicht erkannt, daß die Botschaft des Christentums sich in den wesentlichen Aussagen mit der Lehre des Buddha und der des Lao Tse deckt, kurz, mein Leben wäre ärmer, vielleicht sogar trostlos geblieben.

DEMOKRATIE

Die Dialektik von Freiheit und Ordnung findet ihre Synthese im Begriff der **Autonomie**, der Selbstgesetzgebung; die Freiheit gibt sich selbst eine Ordnung, die Zustimmung der Betroffenen ist damit gegeben. Wie immer, wenn es um grundlegende Probleme für sehr große Gruppen von Menschen, ja für ganze Völker geht, ist der dialektische Prozeß erschwert, weil nicht alle zugleich zustimmen können. Daher bedarf es einiger Regeln, die als Hilfe zum Steuern am Weg zur Synthese dienen sollen.[82] Sie müssen selbst außer Streit bleiben, sie bilden den sogenannten **Grundkonsens** der Demokratie.

Demokratie ist aber nicht nur jene Form des Zusammenlebens in einer Staatengemeinschaft, die Freiheit und Ordnung in die H-Lage bringen soll, sie berücksichtigt zugleich mehrere Grundaporien und ist deshalb aus meiner Sicht wirklich die

82 In meiner Wissenschaftstheorie habe ich den entsprechenden Ansatz „operationale Bewältigung" der Aporie genannt. (Siehe Herbert Pietschmann: Phänomenologie der Naturwissenschaft, loc.cit.)

optimale Gestaltung einer Gesellschaft, hinter die nicht mehr zurückgegangen werden darf. Allerdings meine ich, sie geht so subtil auf die Probleme der Dialektik ein, daß manche ihrer Errungenschaften von vielen gar nicht erkannt werden, weil sie noch zu sehr dem logischen Denkrahmen verhaftet sind. Ich will daher – aus persönlicher Sicht – einige Zusammenhänge darstellen, ganz im Sinne des vorigen Kapitels als Denkanstoß, aber in einer so ernsten Angelegenheit, daß ich mir wünsche, sie mögen öfter bedacht werden.

Wir haben schon im Kapitel „Freiheit und Ordnung" besprochen, daß die Zustimmung der Betroffenen in der Demokratie durch die Wahl der Vertreter des Volkes in die gesetzgebende Institution, das Parlament, formal gewährleistet ist. Was geschieht aber, wenn in diesem Parlament nur eine Partei vertreten ist oder solche Übermacht hat, daß die anderen ohnmächtig sind? Dann wird die Demokratie – trotz der formalen Zustimmung der Betroffenen – zur „Volksdemokratie", die einer Diktatur gleichkommt.

Ich sehe darin die zutiefst dialektische Natur der Demokratie: Ohne inneren Widerspruch, ohne **Opposition**, ohne Ernstnehmen von Aporien gibt es keine wahre Demokratie. Mindestens zwei Parteien müssen in Konflikt stehen und beide müssen stark genug sein, ihre Sicht der Probleme (ihre Seite des anzustrebenden **H**) zu vertreten. Oft hören wir Klagen über die nutzlose Streiterei im Parlament! Ich behaupte dagegen, die Auseinandersetzungen der Parteien im Parlament rechtfertigen sich selbst, denn sie machen die HX-Verwirrung an einem konkreten Problem deutlich, und das ist Voraussetzung dafür, daß sich der dialektische Prozeß entwickeln kann. Allerdings wäre es wünschenswert, wenn dabei der Schatten der Auseinandersetzung, der Streit, öfter als solcher erkannt würde, denn die Auseinandersetzung ist ja das Mittel, der Zweck ist der Fortschritt im dialektischen Prozeß.

Damit wir nicht zu abstrakt werden, will ich gleich darauf verweisen, daß in klassischen Zweiparteiensystemen gewöhnlich die beiden Seiten fast aller hier zusammengestellten Aporien von den beiden Parteien vertreten werden. Wenn auch gottlob die Zuordnung von „rechts" und „links" heute nicht mehr scharf zu treffen ist, stellen wir bei Durchsicht der vorangegangenen Kapitel doch fest, daß die linke und rechte Seite aller H-Schemata im wesentlichen von den linken und rechten Parteien vertreten werden. „Werden und Sein" heißt dann zum Beispiel „progressiv und konservativ".

Nun wissen wir aus dem ersten Teil des Buches, daß zum Wohle der Gemeinschaft beide Seiten aufeinander angewiesen sind, gerade weil sie im Widerspruch stehen. Wir wissen auch, daß der Zustand der HX-Verwirrung beliebig lange andauern kann, weil beide Seiten in ihrem Kampf gegen den Schatten der anderen recht haben. Als Mittel gegen eine mögliche Lähmung kennen wir in der Demokratie die Abstimmung. Wer dialektisch denkt, weiß, daß Abstimmung durch Auszählen der Pro- und Kontrastimmen immer nur der Rettungsanker gegen endlose Verzögerung sein kann. Sie sollte erst erfolgen, nachdem beide Seiten die Argumente der Gegner genau zur Kenntnis genommen und womöglich in ihre eigenen Vorschläge eingearbeitet haben. Darin sehe ich die eigentliche Arbeit des Parlaments, die meistens in Ausschüsse verlegt wird, um effektiv zu sein. Wer immer nur logisch denkt, sieht in der Demokratie einfach nur das Mehrheits-Recht, Gesetzgebung durch die Mehrheit. Dem erwidere ich, logisch gesehen heißt Mehrheits-Recht zugleich Minderheiten-Unterdrückung und das kann doch wohl nicht die Idee der Demokratie sein!

Wenn nun – im Idealfall – Gesetze beschlossen werden, die Argumente aller Parteien in sich fassen, dann wandern sie bildlich gesprochen aus dem Bereich der Dialektik in den der Logik, sie bilden nun sozusagen grundlegende Checklisten, die im

Leben umzusetzen sind. Daher gehört zum Grundkonsens der Demokratie die **Gewaltentrennung**. Erstellen und Anwenden der Gesetze, Legislative und Exekutive, Parlament und Regierung müssen säuberlich getrennt bleiben, damit der Freiheitsanspruch nicht in den Schatten der Willkür fällt. Die Rangordnung der beiden wird schon dadurch betont, daß der Präsident des Parlaments in der Hierarchie der Staatsrepräsentanten noch vor dem Regierungschef steht. Es schmerzt mich immer zutiefst, wenn etwa ein Bundesminister vor laufender Fernsehkamera zu einem anstehenden Problem sagt, er werde schon ein Gesetz machen, um das Problem zu lösen. Freilich gibt es in der Praxis die Idee der „Regierungsvorlage“, also der Ausarbeitung eines Gesetzes als *Vorschlag* für das Parlament. „Gemacht“, also beschlossen darf es aber erst nach gründlicher Bearbeitung (in einer Phase der HX-Verwirrung) durch den Gesetzgeber werden.

So wie Freiheit immer durch Willkür gefährdet ist, kann Ordnung in den Schatten der Regelung fallen. Wenn zu viel gesetzlich geregelt wird (als Beispiel gilt meist die Krümmung der Salatgurken), geht die Idee der Demokratie ebenso verloren wie bei zu wenig Regeln. In beiden Fällen tritt Willkür der Obrigkeit auf, denn wenn die Gesetze nicht mehr von den Betroffenen befolgt werden können, weil sie zu viele und zu detaillierte Anordnungen geben, kann von oben beliebig entschieden werden, was als Verletzung der Gesetze gilt und was nicht.

Selten wird der dialektische Prozeß bei einer konkreten Frage durch die Auseinandersetzung im Parlament völlig aus der HX-Verwirrung herausgeführt werden. Die Einsicht beider, daß sie den falschen Schatten bekämpfen, ist angesichts der Möglichkeit einer Abstimmung schwer zu erreichen. Daher wird während einer Legislaturperiode jeweils die Seite der Aporien in den Gesetzen einfließen, die von der Mehrheitspartei vertreten wird.

Also gehört es grundlegend zum Wesen der Demokratie, daß in regelmäßigen Abständen ein **Machtwechsel** eintritt, weil nur so die beiden Seiten der Aporien – wenigstens nacheinander – verwirklicht werden können. Eine Demokratie, bei der dieselbe Partei immer wieder zur stärksten wird, läuft Gefahr, in die Nähe einer Diktatur abzugleiten.

Aus dem selben Grund sind „große Koalitionen" in einer wahren Demokratie nur in Ausnahmesituationen, gewissermaßen als vorübergehende Notlösung zu betrachten. Denn die Auseinandersetzung im Parlament wird dann zur reinen Schaudarstellung, sind doch die meisten Fragen schon vorher ausgehandelt. Besonders schlimm ist es, wenn die Regierungsparteien in einer großen Koalition oder durch eine übermächtige Partei im Parlament über eine Zweidrittelmehrheit verfügen. Denn die Aporie von Werden und Sein ist in einem ihrer Aspekte im Grundkonsens verankert: Wesentliche Elemente des Zusammenlebens, wie die Verfassung, repräsentieren das „Sein" der Gemeinschaft und sollen nur in einem echten Konsens aller Betroffenen zu ändern sein. Formal wird dies durch die Forderung nach Zweidrittelmehrheit festgelegt. Wenn aber die Parteien der Regierung schon darüber verfügen, dann wird auch das „Sein" in den Bereich des „Werdens", der einfachen Gesetzgebung verlegt und stürzt allzuleicht in den Schatten, den Identitätsverlust.

Wie immer im Bereich der Dialektik sind die Errungenschaften fragil und bedürfen der Zustimmung, ja des Einsatzes aller Betroffenen. Dissidenten und Extremisten wird es aber immer geben. Daher will ich dieses Buch mit der Bitte schließen, sich mit aller Kraft für die wichtigen dialektischen Prozesse zu engagieren, aber ohne dabei die „heitere Gelassenheit" der reifen Menschen außer acht zu lassen.

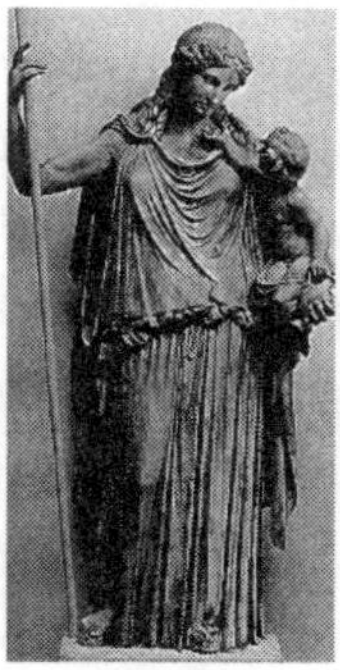

Wenn ich mit Menschen- und mit Engels Zungen redete, und hätte der Liebe nicht, so wäre ich ein tönend Erz oder eine klingende Schelle.

1. Korinther 13

Gott wollte Menschen

Die Frage nach dem Sinn der Welt ist eng verknüpft mit dem Sinn unseres eigenen Lebens, mit dem Ziel unserer persönlichen Entwicklung, also wird sie immer wieder aus der Verdrängung auftauchen. Niemand hat endgültige Antworten im Sinne einer Erledigung des Problems. Vielleicht haben wir durch die vielen Erfolge im Umgang mit der materiellen Welt einfach vergessen, daß es wesentlich zum Menschen gehört, auch Ziele anzustreben, die nie wirklich erreicht werden können!

In klarer und bildhafter Sprache zeigt Herbert Pietschmann auf, wie das Wechselspiel von trennender und vereinigender Strömung unser Bewußtsein – und damit unser persönliches und gesellschaftliches Leben – bestimmt.

Von der Meisterung dieses Spiels wird es abhängen, welche Welt wir uns schaffen. „Die Genesis ist jeden Tag.“

Ibera

Was hat Gott gemeint, als er den Menschen schuf? Was ist daraus geworden? Die Schöpfungsgeschichte des Physikers Herbert Pietschmann zeigt uns, daß wir absolut nicht sind, was Gott wollte. Er zeigt uns, warum alles geworden ist, wie es ist. Warum wir jeden Tag die Folgen der Erbsünde wiederholen und uns eine Welt schaffen, die trennt, wo sie vereinen möchte und die keine Grenzen kennt, wo sie Grenzen ziehen sollte. Mit Physik hat das nichts zu tun. Aber umso mehr mit uns Menschen, die wir noch immer nicht verstehen können, wie Gott uns haben wollte.
Als Ganzes wollte er uns in seinem Universum, geblieben sind Teile. Als Einheit wollte er uns, geblieben sind Einsamkeiten. Und weil wir das noch nie ertragen konnten, haben wir selbst alles mögliche erschaffen, um die verlorene Einheit wiederzufinden.
Weil aber keine menschliche Sehnsucht jemals größer war als die nach Einheit, erschaffen wir den Ersatz.
„Ersatz-Menschen", so nennt uns der Verfasser denn auch und zeigt Punkt für Punkt, wie leer und sinnlos diese tägliche Ersatz-Genesis bleiben muß und warum sie das Gegenteil dessen bewirkt, was sie bewirken soll.
Erst gegen Ende seines Buches träumt der Autor einen Traum: Er sucht Menschen. Jeder von uns kann das nicht nur erträumen, sondern auch Wahrheit werden lassen. Viele wissen es, manche begreifen es, und sehr wenige tun es: Wir selbst sind es, die unsere Welt machen – „die Genesis ist jeden Tag".

Herbert Pietschmann

Gott wollte Menschen

Die genesis ist jeden Tag

224 Seiten, gebunden, Schutzumschlag 4fbg.

ISBN 3-900436-78-9

Vie Frage nach Gesundheit und Krankheit ist für die meisten Menschen zentral. Es gibt dazu auch viele Angebote und Bücher, was die Verwirrung aber eher noch vergrößert. Jeder schwört auf seinen eigenen Zugang, andere Richtungen werden entweder ignoriert oder bekämpft. Das nun vorliegende Buch geht einen anderen Weg. Es untersucht zunächst die Möglichkeit der Verständigung zwischen verschiedenen Richtungen und geht auf vier grundsätzliche Blickwinkel ein, unter denen man die Realität sehen kann. Dabei zeigt sich, daß die klassische Wissenschaft und neuere Entwicklungen wie die Chaostheorie bereits nicht mehr dieselbe Sprache sprechen. Weiters werden mehrere der bekanntesten Heilweisen verglichen (unter anderem Schulmedizin und Homöopathie aus dem Westen sowie indische, tibetische und chinesische Medizin aus dem Osten). Dabei zeigen sich neben den naturgemäßen Unterschieden auch erstaunliche Parallelen, vor allem was Aussagen bezüglich grundsätzlicher Reaktionsweisen des menschlichen Organismus betrifft.
Der Vergleich führt zu einer Integration der gemeinsamen Ergebnisse der Heilsysteme, was sich auch graphisch darstellen läßt (Gesundheitsscheibe, Lebensspirale). Damit ist auch die Grundlage dafür geschaffen, Erkenntnisse aus einer Richtung in eine andere zu übersetzen, womit das oft sehr alte Wissen einer Heilweise für andere Therapierichtungen nutzbar gemacht werden kann.

Karl W. Kratky

Komplementäre Medizinsysteme

Vergleich und Integration

gebunden, Schutzumschlag 4fbg.

ISBN 3-85052-148-6

Ein Buch für alle Wiener, die zeit ihres Lebens mit Gott, der Welt, der Bundesregierung und der Gemeinde Wien gehadert haben, sich aber nie entschließen konnten, deshalb auf die Fidschi-Inseln auszuwandern.
Ein Buch für die Bürger dieser Stadt, die angesichts einer Fernsehübertragung aus dem Gemeinderat die Faust ballen, weil sie ganz genau wissen, daß die hier Gezeigten, egal welchen Fraktionen sie angehören mögen, durch die Bank unfähig sind, etwas gegen die verheerenden Zustände in dieser Stadt zu unternehmen, – die aber schon in der nächsten Sekunde jeden „Zuagrasten“, der ihnen zustimmen würde, mit lebenslanger Verachtung bestrafen.
Ein Buch, das von sanfter Ironie bis zum beißenden Spott die Wiener Mentalität aufrollt und sich dabei aller nur möglichen Querverbindungen und Beweisführungen der großen Mehrheit der Bevölkerung bedient: nämlich jener drei Millionen Wiener, die bereits auf den Zentralfriedhof übersiedelt sind.
Ein Buch, das sich dieser bereits Heimgegangenen nicht nur mit dem geheuchelten guten Nachruf, sondern gelegentlich auch mit einem schweren Seufzer erinnert.
Ein Buch, das sich unter anderem auch als eine Art Einführung in eine Welt versteht, die „erst wanns aus ist wird sein“ endlich beginnen wird.
Ein Buch, das zuletzt den Gemeindevätern eindringlich zuruft, die vielzitierte Bürgernähe auch den toten Genossen und Genossinnen nicht vorzuenthalten.
Ein Buch, das man historisch, politisch, anekdotisch, spekulativ, ja sogar pseudophilosophisch nennen könnte, im Grunde aber nur eines sein will: amüsant.

Sepp Tatzel

Wien stirbt anders

mit Illustrationen von Gerald A. Mayerhofer
Mit den „Seitentotenblicken“ auf dem Zentralfriedhof

180 Seiten, gebunden, Schutzumschlag 4fbg.
ISBN 3-85052-146-X

Ibera

Venedigs Via Triumphalis ist der Canal Grande oder der „Canalazzo“, wie ihn die Venezianer liebevoll nennen. Selbst in dieser märchenhaften Stadt stehen nur hier an dieser einzigartigen Wasserstraße derart viele prachtvolle und geschichtsträchtige Bauwerke so dicht nebeneinander. **ALLE** Gebäude am Canal Grande, ohne jede Ausnahme, sind in diesem Buch beschrieben und abgebildet. Der Autor erzählt die Geschichte der Paläste und die Geschichten, die sich um ihre Bewohner ranken, und berichtet von den historischen Ereignissen, in die diese Menschen während der über tausendjährigen Geschichte der Republik Venedig verwickelt waren. Dort wo diese Menschen auch Weltgeschichte gemacht haben, führt er den Leser in einem weiten Ausgriff in die Geschichte Europas und des Vorderen Orients.

Auch viel historische Prominenz gibt sich in diesem Buch über den Canal Grande ein Stelldichein. Gekrönte Häupter wie Kaiser Barbarossa, Kaiser Joseph II., Kaiser Franz Joseph I., Kaiser Wilhelm II. oder auch Napoleon treffen wir ebenso wie berühmte Politiker, Metternich oder Lord Kitchener, oder Päpste – die als Venezianer in einem Palazzo am Canal Grande geboren wurden – und andere, die in Venedig nur zu Besuch waren.

Wir begegnen Künstlern, Musikern – geborenen Venezianern – wie Vivaldi, oder begeisterten Besuchern wie Richard Wagner und Franz Liszt. Dichter wie Goethe, Lord Byron, Stendhal und Gabriele D'Annunzio oder Ernest Hemingway haben am Canal Grande gewohnt. Über diese Menschen und viele andere erzählt uns der Autor zum Teil amüsante und zum Teil auch tragische Geschichten, die sich alle entlang des Canal Grande zugetragen haben.

Hermann E. Mark

Geschichte und Geschichten vom Canal Grande

Ein illustrierter Führer durch Politik und Kunstgeschichte

500 Seiten, gebunden, Schutzumschlag 4fbg.
ISBN 3-85052-116-8

Unser Programm finden Sie unter:

www.ibera.at